Jalil Salih Ali
Layth Mula-Hussain

# Tumor de Wilms

**Jalil Salih Ali**
**Layth Mula-Hussain**

# Tumor de Wilms

## Ponto de vista da sobrevivência no Médio Oriente

**ScienciaScripts**

**Imprint**

Any brand names and product names mentioned in this book are subject to trademark, brand or patent protection and are trademarks or registered trademarks of their respective holders. The use of brand names, product names, common names, trade names, product descriptions etc. even without a particular marking in this work is in no way to be construed to mean that such names may be regarded as unrestricted in respect of trademark and brand protection legislation and could thus be used by anyone.

Cover image: www.ingimage.com

This book is a translation from the original published under ISBN 978-613-4-95230-9.

Publisher:
Sciencia Scripts
is a trademark of
Dodo Books Indian Ocean Ltd. and OmniScriptum S.R.L publishing group

120 High Road, East Finchley, London, N2 9ED, United Kingdom
Str. Armeneasca 28/1, office 1, Chisinau MD-2012, Republic of Moldova, Europe
Printed at: see last page
**ISBN: 978-620-8-10293-7**

Copyright © Jalil Salih Ali, Layth Mula-Hussain
Copyright © 2024 Dodo Books Indian Ocean Ltd. and OmniScriptum S.R.L publishing group

# LISTA DE CONTEÚDOS

## DEDICATÓRIA DO AUTOR

**Para:**

⅛ *Os meus pais que me criaram. Devo a eles toda a minha vida e continuarei a elogiá-los em cada respiração*

⅛ *Minha querida esposa e nossa adorável filha* **Anusha***, vocês duas fizeram os arco-íris da minha vida.*

⅛ *A minha adorável família que tanto me tem apoiado e dedicado à minha profissão.*

⅛ *Os meus professores que foram óptimos e a razão pela qual estou aqui hoje*

# AGRADECIMENTOS DO AUTOR

> Gostaria de expressar a minha profunda gratidão ao meu supervisor, **Prof. Michael D. Hughson**, pelo seu enorme apoio durante todo o projeto.

> O meu profundo agradecimento é extensivo ao meu adorável diretor do programa, **Dr. Layth Mula-Hussain**, pela sua grande orientação e inestimável apoio contínuo.

> Gostaria de estender os meus inúmeros agradecimentos à querida **Dra. Akhtar Najmaddin** pelo seu incessante encorajamento.

> Gostaria também de agradecer a todos os meus **colegas** do Zhianawa Cancer centre por terem sido úteis ao longo deste projeto.

**RESUMO**

**Antecedentes**: O tumor de Wilms (WT) é o tumor renal primário mais comum que ocorre nas crianças. Cerca de 6 % de todos os cancros infantis correspondem ao tumor de Wilms. As diretrizes de tratamento actuais incluem a nefrectomia, protocolos de quimioterapia combinada e, em alguns casos, a administração de radioterapia.

**Objectivos**: O objetivo do estudo foi avaliar a apresentação clínica, a distribuição do estadiamento e os resultados de sobrevivência dos doentes com tumor de Wilms que foram tratados com tratamentos multimodais.

**Pacientes e métodos**: Estudo retrospetivo de 50 doentes com tumor de Wilms registados e tratados no nosso complexo oncológico (Zhianawa Cancer Center e Hiwa Cancer Hospital) durante o período de janeiro de 2007 a janeiro de 2017.

**Resultados:** O nosso estudo incluiu 50 crianças com diagnóstico de tumor de Wilms, 29 do sexo feminino e 21 do sexo masculino. A idade mediana dos pacientes no momento do diagnóstico foi de 2,7 anos (variou de 0,7 a 10,1 anos). A distribuição dos estadios foi a seguinte: estadio I 40%, estadio II 2%, estadio III 44%, estadio IV 6% e estadio V 8%. A histologia favorável foi diagnosticada em 96% e a histologia desfavorável em 4% dos doentes. A estratégia do estudo nacional do tumor de Wilms foi utilizada no tratamento destes casos. A quimioterapia neoadjuvante foi administrada em 34% e todos receberam quimioterapia adjuvante. 62% dos doentes receberam radiação no pós-operatório. A sobrevivência global a 4 anos e a sobrevivência livre de eventos foram de 80% e 60%, respetivamente.

**Conclusões:** Enquanto país em vias de desenvolvimento, os resultados obtidos em termos de sobrevivência revelaram uma melhoria no nosso tumor de Wilms tratado, em comparação com os resultados locais registados na última década, mas ainda inferiores aos resultados do tratamento do tumor de Wilms obtidos nos países ocidentais. Precisamos de mais esforços para melhorar os nossos cuidados oncológicos e obter melhores resultados.

Palavras-chave: Tumor de Wilms. Sobrevivência global. Médio Oriente. IRAQUE. Curdistão.

5

# LISTA DE ABREVIATURAS

| Abbreviation | Definition |
| --- | --- |
| ADC | Apparent Diffusion Capacity |
| AP/PA | Anteroposterior /Posteroanterior |
| Bx | Biopsy |
| COG | Children Oncology Group |
| CT | Computed Tomography |
| EFS | Event-free Survival |
| FH | Favorable Histology |
| F | Female |
| FNA | Fine Needle Aspiration |
| Gy | Gray |
| HCH | Hiwa Cancer Hospital |
| MRI | Magnetic Resonance Imaging |
| M | Male |
| MV | Megavoltage |
| NWTS | National Wilms' Tumor Study |
| OS | Overall Survival |
| RT | Radiotherapy |
| SIOP | International Society of Pediatric Oncology |
| SPSS | Special Package for Social Science |
| WAGR | Wilms' Tumor, Aniridia, Genitourinary abnormalities and mental Retardation |
| WT | Wilms' tumor |
| ZCC | Zhianawa Cancer Center |

# CAPÍTULO 1: INTRODUÇÃO

## 1.1 Antecedentes

O tumor de Wilms (WT) é o tumor renal primário mais comum em crianças[1] . Cerca de 6 % de todos os cancros infantis correspondem ao tumor de Wilms. Nos doentes afectados por doença unilateral, o rácio entre homens e mulheres é de 0,92, e este rácio é de 0,6 na doença bilateral[2] . Setenta e oito por cento dos casos são diagnosticados entre os 1 e os 5 anos de idade, sendo que a maior incidência ocorre entre os 3 e os 4 anos de idade. No tumor de Wilms unilateral, a idade mediana de apresentação é de 44 meses, enquanto nos doentes com doença bilateral é de 32 meses[3] . Os rapazes têm uma mediana de idade de apresentação mais baixa (36,5 meses) do que as raparigas (42,5 meses)[4] . O tipo histológico mais comum de WT é o subtipo favorável, que tem uma excelente sobrevivência global a 5 anos[1,3,4,5,6] . As diretrizes de tratamento actuais incluem nefrectomia e protocolos de quimioterapia combinada e, em alguns casos, é administrada radioterapia ao abdómen e/ou aos pulmões[6,7,8,9,10] . Os pulmões são os locais mais frequentes de recidiva, enquanto a recidiva é menos frequente no leito do tumor primário, no osso, no cérebro e noutros locais intra-abdominais. O estádio e a histologia do tumor de Wilms são os dois factores mais importantes que determinam os resultados da doença, incluindo a sobrevivência livre de eventos e a sobrevivência global[7] .

Existem muitos factores de prognóstico que incluem os seguintes: Estadios I e II, ausência de rutura do tumor, gânglios linfáticos para-aórticos negativos, ausência de histologia anaplásica ou sarcomatosa, local metastático na recidiva: pulmão melhor do que fígado, duração entre o diagnóstico e a recidiva: mais tempo é melhor (> quinze meses a partir do diagnóstico)[8] .

## 1.2 Declaração do problema

O cancro renal mais comum do mundo em crianças é o nefroblastoma ou tumor de Wilms.

No entanto, a taxa de ocorrência, a natureza e os resultados do tumor de Wilms variam consoante as pessoas de diferentes raças e localizações geográficas[11] . Os paradigmas de tratamento do tumor de Wilms seguem dois grandes grupos de investigação internacionais. O primeiro é a SIOP (Sociedade Internacional de Oncologia Pediátrica). Trata-se de uma abordagem de quimioterapia neo-adjuvante seguida de cirurgia e, posteriormente, da continuação da terapêutica em função do estádio da doença aquando da cirurgia. A segunda abordagem é a do Grupo Nacional de Estudo do Tumor de Wilms (NWTSG). Nesta abordagem, a cirurgia imediata, sem realização de aspiração por agulha fina ou biopsia, é seguida de uma terapêutica adjuvante adequada, consoante o estádio e a histologia do tumor. O objetivo principal de cada uma delas é obter os melhores resultados em termos de sobrevivência com a administração da quantidade mais baixa e adequada de quimioterapia. Os resultados de ambas as abordagens são muito semelhantes[12] . Al-Hadad *et al.,* (2011) descobriram que instalações cirúrgicas inadequadas combinadas com uma gestão deficiente dos doentes com tumor de Wilms tinham aumentado a proporção de tumores irressecáveis em 22 %. Além disso, graves equívocos sobre os métodos curativos entre os cirurgiões ou os membros da família após a nefrectomia levaram à recorrência do tumor em 20% dos doentes. No contexto de todos estes problemas, a taxa de sobrevivência global dos doentes com tumor de Wilms foi de 51,1 % no período de 2005 a 2009[13] .

## 1.3 Finalidades e objectivos

A presente investigação tem por objetivo avaliar o resultado do tratamento de doentes com tumor de Wilms num único complexo oncológico de Sulaimani, no Iraque. Para o efeito, são definidos os seguintes objectivos

1.   Determinar a taxa de sobrevivência global (OS) e a sobrevivência sem eventos (EFS).

2.   Determinar a distribuição dos estádios no momento do diagnóstico inicial.

3.   Mostrar a apresentação comum do tumor de Wilms na nossa região.

## 1.4 Âmbito e significado da investigação

A presente investigação procura avaliar os resultados dos tumores de Wilms no complexo oncológico de Sulaimani (Zhianawa Cancer Center e Hiwa Cancer

Hospital), no Iraque. Por conseguinte, o âmbito primário da investigação limita-se à determinação dos resultados de todos os tumores de Wilms diagnosticados e tratados entre janeiro de 2007 e janeiro de 2017. Além disso, a importância da investigação baseia-se na necessidade de determinar a prática oncológica padrão comum para o tratamento do tumor de Wilms nesta província, bem como de estabelecer um sistema de registo oncológico abrangente e sustentável, uma vez que faltam dados sobre a incidência e a prevalência reais do cancro no contexto iraquiano.

## CAPÍTULO 2: REVISÃO DA LITERATURA

### 2.1 História

Thomas F. Rance foi a primeira pessoa a descrever o tumor de Wilms (WT) no seu relatório de 1814 "Case of Fungus Haematodes in Kidnies". Depois do Dr. Rance, um cirurgião e patologista alemão chamado Carl Max Wilhelm Wilms forneceu mais pormenores histológicos sobre este tumor em 1899 e, desde então, este tumor passou a ser designado por tumor de Wilms [14,15].

### 2.2 Epidemiologia

As neoplasias renais representam 7-8% de todos os tumores pediátricos em crianças com menos de 15 anos de idade. Entre todos os tumores renais em crianças, o tumor de Wilms (nefroblastoma) é o mais comum[16]. O tumor de Wilms é mais frequente no rim unilateral, embora em 510% das crianças seja diagnosticada uma doença bilateral[17,18]. Normalmente, o tumor de Wilms é diagnosticado entre os 2 e os 4 anos de idade e cerca de 90% dos doentes são diagnosticados antes dos 7 anos de idade[19,20,21]. O tumor de Wilms é pouco frequente acima dos 18 anos de idade, representando menos de 1% de todos os tumores renais do adulto[22]. Embora os vómitos, a anorexia, a dor abdominal, a febre, a hipertensão e a hematúria não sejam sintomas invulgares nos doentes com tumor de Wilms, a maioria apresenta uma massa abdominal sem quaisquer outros sintomas associados[17,18,23]. As crianças afectadas com tumor de Wilms também apresentam raramente morte súbita devido a embolia pulmonar, síndrome de Cushing e doença de von Willebrand adquirida[24,25,26].

### 2.3 Etiologia

A causa do tumor de Wilms na maioria das crianças é desconhecida (esporádica). Os indivíduos nos quais o tumor de Wilms tem origem muito raramente têm outros problemas médicos específicos à nascença (deformações congénitas). Estas anomalias incluem malformações genitais, a ausência de uma íris no olho (aniridia) e uma doença em que uma parte do corpo é maior do que a outra (hemihipertrofia). Em 1% das crianças afectadas pelo tumor de Wilms, outro membro da família também será diagnosticado com a mesma doença (familiar)[27] .

A maioria dos doentes com tumores de Wilms não tem quaisquer alterações genéticas hereditárias ou deficiências congénitas conhecidas, embora seja evidente a correlação entre os tumores de Wilms e as mutações genéticas que se apresentam com determinadas síndromes de deficiências congénitas. Os investigadores fizeram grandes progressos na ilustração da forma como os rins normais crescem e como o tumor de Wilms ocorre quando este processo não progride corretamente, embora ainda não saibam claramente por que razão poucas crianças desenvolvem tumores de Wilms[28] .

Durante o desenvolvimento intrauterino, o rim começa a crescer muito cedo. Algumas mutações genéticas nas fases iniciais do desenvolvimento renal podem causar problemas quando o rim está a amadurecer. Algumas das células renais permanecem na fase inicial, que normalmente se espera que se transformem em células renais maduras. Alguns destes aglomerados de células imaturas permanecem mesmo após o nascimento. Mas normalmente desenvolvem-se para células maduras quando a criança tem entre 3 e 4 anos de idade. Se a maturação celular não ocorrer, as células podem começar a dividir-se muito rapidamente e dar origem a um tumor de Wilms[29] .

## 2.4 Síndrome congénita associada.

Embora o tumor de Wilms seja basicamente uma doença esporádica, a incidência de ter um familiar com a doença é de cerca de 1-2% ([30] ). Anomalias congénitas múltiplas, incluindo Denys-Drash, WAGR (tumor de Wilms, aniridia, anomalias geniturinárias, atraso mental) e síndromes de Beckwith-Wiedemann encontram-se em cerca de 10% dos casos de tumor de Wilms[31] .

## 2.5 Patologia

Durante o crescimento intrauterino, o rim evolui a partir do mesênquima/blastema metanéfrico (através da transformação do mesênquima em epitélio, as estruturas tubulares proximais desenvolvem-se para o estroma; túbulos proximais e distais, ansa de Henle e glomérulos) e o botão ureteral (desenvolve-se para ductos colectores)[32] . Apesar de, durante o nascimento, cerca de 1% dos bebés apresentarem blastemas residuais nos rins, estes desaparecem normalmente até à 36ª semana de gestação ([33,34]). Estas células foram descritas por Beckwith e são definidas como repouso nefrogénico como "um foco de células nefrogénicas anormalmente persistentes". Os restos nefrogénicos podem ser induzidos a formar um tumor de Wilms[33] .

Verificou-se que os tumores de Wilms podem surgir de restos nefrogénicos e que estes podem ser encontrados em 40% dos doentes com tumor de Wilms. Por isso, é considerada uma lesão precursora do tumor de Wilms. Os restos nefrogénicos encontram-se em 90 % dos tumores de Wilms bilaterais, o que se presume ser o reflexo de mutações/epimutações que ocorrem na linha germinal ou durante a fase inicial do desenvolvimento embrionário ([33,35] ).

A maioria das crianças afectadas com tumor de Wilms apresenta uma única lesão ipsilateral, embora ainda ocorram lesões multifocais em 10% dos doentes. O tumor de Wilms é geralmente rodeado por uma pseudocápsula, podendo esta caraterística ser útil para o distinguir de outros tumores renais com bordos infiltrativos ([36] ).

Com base na histologia, o tumor de Wilms (WT) é classificado como histologia favorável (FH) (90%) ou histologia desfavorável (UH) (10%) ([37] ). No tumor de Wilms encontram-se principalmente três tipos de células: o blastema, que é o mesênquima metanéfrico embrionário indiferenciado, juntamente com o estroma e o epitélio, que se pensa que se desenvolvem a partir do blastema ([3]8). As fracções restantes destes tipos de células após a administração de quimioterapia determinam a categoria de risco de acordo com a classificação da Sociedade Internacional de Oncologia Pediátrica (SIOP). A elevada proporção de sobrevivência das células blastemais é descrita como de alto risco. O estudo do Children Oncology Group (COG), que depende dos achados histológicos do tumor sem quimioterapia, não depende da percentagem de tipos de células para a estratificação do risco. A existência de anaplasia difusa em ambos os estudos é definida como de alto risco. Ambos diferem na categorização do risco do tumor de Wilms com anaplasia focal, o COG colocou-o no grupo de alto risco, enquanto o SIOP o define como de risco intermédio ([38] ).

A anaplasia é descrita como um aumento considerável dos núcleos com hipercromasia e figuras mitóticas multipolares nas linhas celulares estromais, blastemais ou epiteliais, e classificada como uma histologia desfavorável com um mau resultado[40] .

## 2.6 Apresentação clínica

A maioria das crianças com tumor de Wilms apresenta uma massa abdominal assintomática, sem quaisquer outros sintomas associados. Mas podem apresentar outros sintomas, incluindo dor abdominal (30-40%), urina com sangue (12-25%), febre e hipertensão (25%) [36,4 1]. Por vezes, os doentes apresentam um inchaço abdominal rápido, palidez, aumento da medição da tensão arterial e febre quando ocorre uma hemorragia subcapsular. Embora as metástases para o pulmão não sejam invulgares, as crianças apresentam menos frequentemente sintomas respiratórios.

O exame abdominal revela uma massa ipsilateral firme, não sensível e lisa, que raramente atravessa a linha média. A avaliação da anomalia associada, incluindo aniridia, hemihipertrofia e malformação geniturinária, também deve fazer parte do exame físico[36] .

## 2.7 Avaliação diagnóstica

O diagnóstico definitivo do tumor de Wilms é feito por confirmação histológica em amostras de biopsia ou nefrectomia[51] .

## 2.7.1 Imagiologia

A ecografia abdominal é considerada a investigação inicial mais útil para determinar a lesão intrarenal primária. É muito útil para detetar a extensão do tumor e a invasão do rim contralateral. Também pode ser utilizada para avaliar a extensão da veia cava inferior e para verificar a existência de metástases hepáticas. A ecografia tem desempenhado um papel importante na determinação das anomalias geniturinárias relacionadas e na avaliação da função do rim contralateral [42,43,44].

*A* tomografia computadorizada (TC) ou a ressonância magnética (RM) da bacia e do abdómen em crianças com suspeita de lesão renal são consideradas as investigações de escolha [45,46], ver (**Fig.: 2.1**)

Em crianças com suspeita de tumores renais bilaterais, a RM é mais preferível para determinar a infiltração capsular e permite evitar a exposição à radiação. Para fornecer mais pormenores sobre a biologia do tumor, podem ser realizadas sequências de RM adicionais, como o mapeamento do coeficiente de difusão aparente (ADC) (47).

Os pulmões são o local mais frequente de metástases à distância em doentes com tumor de Wilms e ocorrem em 10-20% na altura da apresentação primária. Historicamente, o tórax era avaliado apenas através de uma radiografia simples de duas incidências. No entanto, a TC do tórax é atualmente recomendada e realizada com maior frequência, mas existe controvérsia quanto à forma como devem ser tratadas as lesões pulmonares que só podem ser vistas por TC e não são encontradas na radiografia simples do tórax (48).

**Figura 2.1**: Imagiologia do tumor de Wilms, vista axial da TAC abdominal mostra o tumor de Wilms do lado esquerdo (a imagem foi retirada da unidade de simulação de TAC do ZCC com autorização).

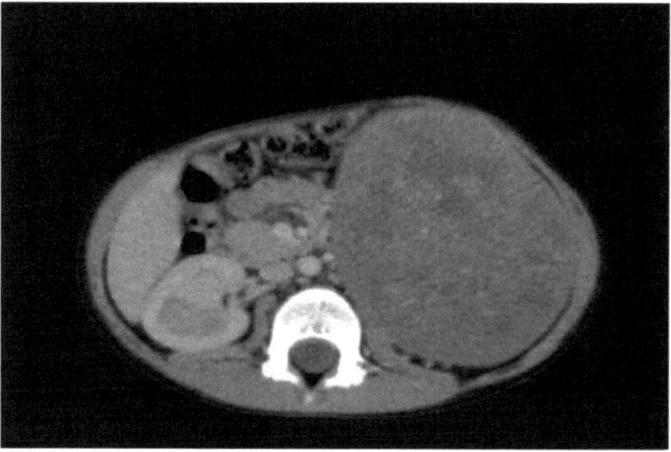

## 2.7.2 Testes laboratoriais

Antes do início do tratamento, é necessário verificar a função renal, a urinálise, a função hepática, um hemograma completo, o cálcio sérico e estudos de coagulação. A creatinina sérica deve ser obtida para avaliar a taxa de filtração glomerular. A proteinúria pode ser determinada por análise de urina, que pode ser positiva na síndroma de Denys-Drash. As provas de função hepática podem ser anormais nas metástases hepáticas das doenças ([51]). O cálcio sérico elevado pode ser encontrado em doentes com tumor rabdoide ou nefroma mesoblástico ([52]).

## 2.8 Diagnóstico diferencial

O diagnóstico diferencial do tumor de Wilms inclui outros tumores renais e neuroblastoma. Para diferenciar estes tumores do tumor de Wilms, é necessária uma histologia dos tecidos e estudos imagiológicos.

O neuroblastoma pode ser diferenciado do tumor de Wilms através de tomografia computadorizada (TC) com contraste, ressonância magnética (RM) e/ou ultrassonografia, que distinguem o tecido renal do não renal. A confirmação final do diagnóstico baseia-se na histologia do tecido aquando da biópsia ou da excisão cirúrgica.

Outros tumores renais raros em crianças são diferenciados do tumor de Wilms pela histologia do tecido e incluem os seguintes[53] ;

> Sarcoma de células claras do rim - Compreende 4-5% dos tumores renais primários da infância e é também conhecido como tumor renal metastásico ósseo da infância. Ocorre maioritariamente entre os 1 e os 4 anos de idade. Tem uma predileção pelo sexo masculino.

> Tumor rabdoide do rim - É um tumor altamente agressivo e representa 2% de todos os tumores renais pediátricos. A maioria é diagnosticada com menos de 1 ano de idade. Está associado a massas intracranianas primárias síncronas ou metacrónicas e a metástases cerebrais. Ocorre mais no sexo masculino do que no feminino.

> Carcinoma de células renais: Constitui 7% dos tumores renais nas duas primeiras décadas de vida. Pode ser multifocal se ocorrer em doentes com o diagnóstico de síndroma de von Hippel-La Lindau.

> Nefroma mesoblástico: É o tumor renal sólido mais comum nos recém-nascidos. O pico de incidência é com menos de 3 meses de idade. Tem um curso benigno e é tratado apenas com nefrectomia ([53]).

## 2.9 Encenação

No tumor de Wilms, os critérios de estadiamento são descritos pela extensão anatómica do tumor, sem ter em consideração marcadores genéticos, histológicos ou biológicos ([54] ). Atualmente, existem dois sistemas de estadiamento principais em utilização:

• National Wilms Tumor Study (NWTS) / Children Oncology Group (COG) - Este sistema baseia-se na avaliação cirúrgica **antes** da administração de quimioterapia. É utilizado nos Estados Unidos e no Canadá. Ver **quadro: 2.1**[39] .

• International Society of Pediatric Oncology (SIOP) - O sistema SIOP baseia-se na avaliação cirúrgica **pós-quimioterapia** e é utilizado mais frequentemente na Europa.

• As comparações diretas dos ensaios que utilizam os dois sistemas são difíceis devido à diferença no momento da quimioterapia em relação à avaliação cirúrgica ([37,55] ).

**Tabela 2.1**[39] : Estadiamento do Tumor de Wilms de acordo com a NWTS/COG.

| Fases | Descrição |
|---|---|
| **Fase I** | Tumor limitado ao rim, completamente ressecado. A cápsula renal está intacta. O tumor não foi rompido ou biopsiado antes da remoção. Os vasos do seio renal não estão envolvidos.<br>Nota: Para que um tumor se qualifique para determinados protocolos terapêuticos como Estadio I, os gânglios linfáticos regionais têm de ser examinados microscopicamente. |
| **Fase II** | O tumor é completamente ressecado com margem negativa. O tumor estende-se para além do rim, como evidenciado por qualquer um dos seguintes critérios: Penetração da cápsula renal, ou invasão extensa do tecido mole do seio renal.<br>Vasos sanguíneos na amostra de nefrectomia fora do parênquima renal, |
| **Fase III** | Tumor residual após a cirurgia e confinado ao abdómen. Pode ocorrer qualquer uma das seguintes situações:<br>Nódulo linfático abdominal ou pélvico positivo. |

| | Os implantes tumorais encontram-se na superfície peritoneal. |
|---|---|
| | O tumor não é completamente ressecável devido à infiltração local em estruturas vitais. |
| | Derrame de tumor antes ou durante a cirurgia. |
| | Antes da remoção, foi efectuada uma biopsia do tumor (por aspiração com agulha fina, aberta ou tru-cut). |
| | O tumor é removido em mais do que uma peça. |
| **Fase IV** | Estão presentes metástases hematogénicas (pulmão, fígado, osso, cérebro, etc.) ou metástases em gânglios linfáticos fora da região abdominopélvica. |
| **Fase V** | O envolvimento renal bilateral pelo tumor está presente aquando do diagnóstico. |

## 2.10 Prognóstico

Existem muitos factores que podem determinar o prognóstico do tumor de Wilms no momento do diagnóstico inicial, que estão associados a um maior risco de recorrência do tumor, metástases ou morte, e incluem

1. Subtipo histológico (FH vs UH).

2. Estágio da doença.

3. Marcadores moleculares e genéticos (por exemplo, perda de heterozigotia no cromossoma 16q, 1p, 11p15; e ganho de 1q).

4. Estado dos doentes.

Devem ser administrados regimes agressivos em doentes com factores de mau prognóstico, a fim de diminuir as taxas de recorrência do tumor e de morte[51] .

Com o atual tratamento multimodal, quase >90% das crianças com um diagnóstico de tumor de Wilms sobrevivem[57] . É possível atingir uma taxa de sobrevivência de 70-80% em doentes com tumores bilaterais síncronos (57,58), enquanto apenas uma taxa de sobrevivência de 45-50% nos doentes com tumores metacrónicos[59] .

Observa-se um pior prognóstico nos doentes com histologia desfavorável em comparação com o tumor de Wilms de histologia favorável; as taxas de sobrevivência global aos 4 anos são de 83%, 83%, 65% e 33% para os estadios I, II, III e IV, respetivamente[60] .

Também se verificam resultados adversos em crianças com uma perda de heterozigotia em 1p e 16q em comparação com crianças sem este achado[61] .

As crianças com recidiva do tumor de Wilms também têm um mau resultado, com uma sobrevivência esperada de 40-80% após o tratamento. Espera-se uma melhor sobrevivência com doença recorrente em doentes tratados apenas com actinomicina D e vincristina em comparação com os que receberam primariamente doxorrubicina para além de actinomicina D e vincristina[62,63] .

A criança fica com um único rim após a nefrectomia. O rim remanescente irá compensar e manter uma função renal suficiente. Após a nefrectomia, as modalidades de tratamento adicionais podem ter um impacto negativo noutros órgãos, como o coração, os ossos, os pulmões, o fígado e as gónadas[62,63] . Tanto a quimioterapia como a radiação podem causar segundos tumores primários[64] .

No passado, as crianças com menos de 2 anos apresentavam uma menor recorrência da doença do que os doentes mais velhos, o que resultava num melhor resultado clínico [65] ). O efeito da idade como fator de prognóstico tem vindo a diminuir com a melhoria das intervenções terapêuticas [65,66] ).

## 2.11 Gestão

No tratamento do tumor de Wilms, é necessário o contributo multidisciplinar de oncologistas pediátricos, radiologistas, patologistas, oncologistas cirúrgicos e oncologistas de radiação. Um procedimento cirúrgico bem efectuado e cuidadoso diminuirá o risco de rutura do tumor e a necessidade de radioterapia, que pode ser reduzida em mãos mais experientes, pelo que o papel da cirurgia no tratamento do tumor de Wilms é crucial[67,68] . As crianças com suspeita de tumor de Wilms devem, por conseguinte, ser tratadas em centros especializados que possuam competências de gestão deste tipo de tumor, com mais de um caso por ano. Foram efectuados ensaios clínicos aleatórios pelos grupos de investigação SIOP e NWTS para criar os regimes de tratamento multimodal mais eficazes para estas crianças. Os principais objectivos eram diminuir as toxicidades relacionadas com o tratamento e aumentar a probabilidade de cura[69] .

## 2.11.1 Quimioterapia:

Desde a década de 1970, a quimioterapia neoadjuvante tem sido administrada nos protocolos SIOP no tratamento de crianças com tumor de Wilms[69] . A quimioterapia de agente duplo (Vincristina e Dactinomicina) é administrada em crianças com tumores localizados. Nas que apresentam metástases, é administrada uma doxorrubicina adicional. Os cirurgiões do SIOP demonstraram que a morbilidade cirúrgica global associada aos seus doentes era notavelmente menor em comparação com os doentes tratados pela estratégia NWTS (6,8% *vs.* 9,8%)[69] . No entanto, ambos os estudos admitiram que grupos específicos de doentes pareciam obter benefícios com a quimioterapia neoadjuvante. Estes incluíam doentes com tumores irressecáveis aquando do diagnóstico, crianças com invasão extensa da aurícula direita ou da veia cava inferior e doentes com tumor de Wilms bilateral síncrono[45,69] .

Um dos desafios em países com poucos recursos é o diagnóstico tardio com doença avançada (estádio III ou IV). Neste caso, a quimioterapia neoadjuvante do protocolo SIOP torna a cirurgia mais segura[49,54] . Israëls *et al.* demonstraram que no Malavi, um país com recursos muito reduzidos, é eficaz e adequado começar com quimioterapia neoadjuvante (proposta SIOP) em doentes com tumor de Wilms[70] . Um grupo multidisciplinar de clínicos recomendou, em 2012, uma abordagem clínica baseada nas experiências pessoais e nas provas obtidas para a gestão de crianças com tumor de Wilms num país de baixos rendimentos[71] . A utilização de quimioterapia neoadjuvante é aconselhada pelo grupo como uma abordagem razoável para doentes com tumores de grandes dimensões, nos casos em que as instalações cirúrgicas não são adequadas ou o serviço de radioterapia não está disponível[71] .

## 2.11.2 Cirurgia

No último século, a integração da quimioterapia no tratamento multimodal melhorou drasticamente os resultados clínicos desta neoplasia, apesar de a cirurgia continuar a desempenhar um papel significativo no tratamento do tumor de Wilms. A rutura intra-operatória e o derrame aumentariam em seis vezes a probabilidade de recidiva abdominal local, pelo que se recomenda uma ressecção meticulosa do tumor para evitar estes eventos[46]. A necessidade de radioterapia pós-operatória pode ser omitida devido a um procedimento tão preciso e bem conduzido. A abordagem cirúrgica selecionada para o tumor de Wilms unilateral é a nefrectomia radical trans-peritoneal, que permite uma exploração completa da cavidade abdominal. O exame intra-operatório destes órgãos deixa de ser necessário se as imagens pré-operatórias de TC ou RMN não revelarem metástases hepáticas ou doença renal contralateral[45,46].

A análise patológica da colheita de amostras de gânglios linfáticos durante a cirurgia revelou uma

taxa de falsos negativos

superior a 30%[45]. Embora a dissecção normal de gânglios linfáticos não seja recomendada, a colheita de amostras de gânglios linfáticos durante o procedimento cirúrgico é muito importante, apesar de a imagiologia pré-operatória revelar gânglios com aspeto não maligno. A observação de um aumento dos gânglios linfáticos na imagiologia pré-operatória não obriga a uma dissecção linfática, uma vez que não existem dados claros de que a linfadenectomia tenha um impacto positivo na sobrevivência, sendo frequentemente simples "reactivos" e podendo causar efeitos secundários cirúrgicos notáveis. Qualquer caso com evidência histológica de metástases linfonodais deve ser tratado com radioterapia em toda a região linfonodal para-aórtica. Tal como descrito pelo grupo NWTS em 2005, a falta de amostragem dos gânglios pode levar a um subestadiamento e, consequentemente, a um subtratamento do doente, o que pode aumentar o risco relativo de recidiva local[45,72,73].

A invasão de componentes intra-abdominais vizinhos por tumores de Wilms é pouco frequente. A indicação absoluta para a ressecção do tumor com estruturas intimamente ligadas é quando o tumor não pode ser completamente separado das partes adjacentes, como é o caso da invasão hepática[45]).

## 2.11.3 Radioterapia (RT)

A RT sempre desempenhou um papel importante no tratamento do tumor de Wilms. Os sucessivos ensaios NWTS aperfeiçoaram as indicações para a RT ([50] ). Os ensaios NWTS-1, NWTS-2 e NWTS-3 mostraram que o atraso no início da RT para além de 10 dias estava associado a um mau resultado, particularmente em casos com histologia desfavorável([74,75,76] ). Atualmente, recomenda-se que as crianças que necessitam de RT sejam iniciadas sem atrasos indevidos (no prazo de 14 dias após a nefrectomia) para eliminar a recorrência abdominal como uma variável nas análises dos resultados em futuros ensaios do tumor de Wilms[77] . No NWTS-5, as crianças com anaplasia focal e difusa em estádio I foram tratadas apenas com quimioterapia com dois fármacos (vincristina e dactinomicina) sem irradiação do flanco; a abordagem resultou numa taxa de sobrevivência reduzida ([60] ).

Os portais de tratamento anteroposterior/póstero-anterior (AP/PA) em oposição paralela, utilizando fotões de 4-MV ou 6-MV, são recomendados para irradiação do flanco, de todo o abdómen e de todo o pulmão. Os pormenores relativos às técnicas de planeamento e à configuração da RT convencional são apresentados e descritos na **Fig. 2.2**. Aconselha-se a utilização de um volume de radiação, se os pulmões e o flanco ou o abdómen tiverem de ser irradiados simultaneamente. No entanto, no caso de se oferecer radiação em fases sequenciais, é essencial efetuar um cálculo adequado do intervalo para evitar a sobreposição na área de correspondência, particularmente sobre estruturas vitais como o rim contralateral e o fígado[49] .

Fig. 2.2: **Planeamento do tratamento do tumor de Wilms na TAC abdominal** [portal de irradiação antero-posterior do flanco esquerdo. As margens de campo superior e inferior são colocadas a cerca de 1 cm do volume do tumor renal pré-operatório. A margem de campo medial deve incluir toda a largura do corpo vertebral para irradiar os gânglios linfáticos e evitar a escoliose, tanto o fígado (amarelo) como o rim contralateral (azul) foram delineados neste corte (a imagem foi retirada de um sistema de planeamento ZCC com autorização)].

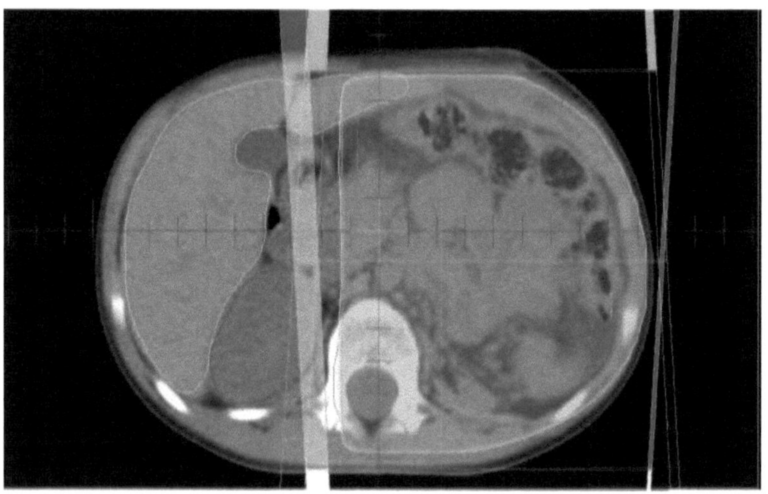

**Tabela 2.249:** Recomendações de radioterapia em diferentes estádios e histologia do Tumor de Wilms (protocolo do Children Oncology Group).

| Estágio/Histologia do tumor | Dose de RT e campos |
| --- | --- |
| FH estágios I e II | Não RT |
| FH de estádio III, anaplasia focal de estádios I-III, anaplasia difusa de estádios I-II | 10,8 Gy flanco RT |
| Fase III: anaplasia difusa | 19,8 Gy (bebés 10,8 Gy) RT de flanco |
| Estádio IV (metástases pulmonares, FH) | 12 Gy (irradiação de todo o pulmão em crianças que não estejam em remissão completa na semana 6 após a quimioterapia de indução). |
| Estádio IV (metástases pulmonares, UH) | Irradiação pulmonar total de 12 Gy, independentemente da resposta à quimioterapia. |
| Estádio IV (metástases hepáticas) | Sem RT se ressecado antes da quimioterapia, todos os outros 19,8 Gy |
| Estádio IV (metástases cerebrais) | 21,6 Gy (cérebro inteiro) + 10,6 Gy (reforço local) ou cérebro inteiro 30,6 Gy |
| Estádio IV (metástases ósseas) | 25,2 Gy (tumor + margem de 3 cm) |

| | |
|---|---|
| Metástases linfonodais não ressecadas cirurgicamente | 19,8 Gy |
| Tumor de Wilms recidivante (flanco/abdómen) | 12,6 Gy a 18 Gy (para <12 meses) e 21,6 Gy em crianças mais velhas, se a dose de radiação anterior for ≤ 10,8 Gy. Reforço de 9 Gy para tumor residual grosseiro após a cirurgia |

**FH,** histologia favorável; **Gy,** cinza; **UH,** histologia desfavorável; **RT,** radioterapia.

**Tabela 2.3**[49] : Esquema do protocolo para tumores renais do Children's Oncology Group

| Classificação do risco tumoral | Tratamento multimodal |
|---|---|
| Tumor de Wilms FH de muito baixo risco: <2 anos, FH de estádio I, peso do tumor <550 g. | Nefrectomia sem terapia adjuvante, apenas se tiver sido efectuada uma análise patológica central e uma amostragem de gânglios linfáticos |
| Tumor de Wilms FH de baixo risco: ≥2 anos, FH de estádio I, peso do tumor ≥550 g, FH de estádio II sem LOH de 1p e 16q | Nefrectomia, sem RT, regime EE4A |
| FH nos estádios I e II com LOH de 1p e 16q | Nefrectomia, regime DD4A |
| FH de estádio III sem LOH de 1p e 16q | Nefrectomia, RT, regime DD4A |
| FH nos estádios III e IV com LOH de 1p e 16q, FH no estádio IV com resposta lenta/incompleta | Nefrectomia, RT, regime M, irradiação do pulmão inteiro |
| FH na fase IV: resolução completa das metástases pulmonares na semana 6 com o regime DD4A (respondedores precoces rápidos) | Nefrectomia, RT, regime DD4A. Sem irradiação do pulmão inteiro |
| Anaplasia focal nos estádios I-III  Estadios I anaplasia difusa | Nefrectomia, RT, regime DD4A |
| Fase IV: anaplasia focal | Nefrectomia, RT, regime UH1 |

<table>
<tr><td>Fases II-IV: anaplasia difusa</td><td></td></tr>
</table>

**FH**, *histologia favorável;* **LOH**, *perda de heterozigotia;* **RT,** *radioterapia.* ***Regimes:*** <u>**DD4A**</u>*: vincristina/ dactinomicina/ doxorrubicina;* <u>**EE4A**</u>*: vincristina/ dactinomicina;* *I: vincristina/ doxorrubicina/ ciclofosfamida, ciclofosfamida/ etoposídeo;* **M** *: vincristina/ dactinomicina/ doxorrubicina, ciclofosfamida/ etoposídeo;* <u>**UH1**</u>*: ciclofosfamida/ carboplatina/ etoposídeo, vincristina/ doxorrubicina/ ciclofosfamida.*

Tumor de Wilms bilateral: Nos casos de tumor de Wilms bilateral na apresentação primária, que constitui cerca de 5% de todos os doentes com tumor de Wilms, e nos doentes com síndromes que apresentam risco de desenvolver insuficiência renal tardia, como a síndrome de Denys-Drash, recomenda-se a ressecção em cunha do tumor ou a nefrectomia parcial[78] . No caso do tumor de Wilms unilateral, estes procedimentos não devem ser efectuados como abordagem padrão, uma vez que apresentam uma elevada probabilidade de margens cirúrgicas positivas e um risco acrescido de recidiva do tumor local[79] . Para os doentes com tumor de Wilms bilateral, o risco de insuficiência renal é uma preocupação[45] . A incidência de doença renal terminal 15 anos após a cirurgia é de cerca de 15%, mas varia em função dos factores de risco genéticos[78] . A obtenção de uma elevada taxa de cura, preservando a longo prazo uma função renal adequada no tratamento destes doentes, pode ser muito difícil, uma vez que a cirurgia é uma modalidade essencial do tratamento do tumor de Wilms. A maioria dos doentes apresentava tumores muito grandes para serem tratados por nefrectomia parcial, o que dificulta a obtenção de margens negativas para reduzir a recidiva local. A hemorragia durante a cirurgia é o tipo mais comum de complicação, enquanto a complicação tardia mais comum relacionada com a cirurgia é a obstrução do intestino delgado, que ocorre em mais de 5% das crianças. Pode ser iniciada uma quimioterapia inicial para reduzir o tamanho do tumor e tornar possível a cirurgia de preservação renal[46] . O tratamento do tumor de Wilms bilateral é muito difícil e exige um planeamento baseado nas necessidades individuais do doente, uma avaliação cuidadosa da resposta à quimioterapia, bem como a compreensão da biologia e histologia subjacentes. O tratamento cirúrgico de cada rim tem de ser considerado individualmente. Em lesões de histologia diferente, a quimioterapia é administrada de forma adequada aos doentes de maior risco[42] .

## 2.12 Resultado clínico:

### 2.12.1 Taxa de sobrevivência:

Uma série de ensaios clínicos que foram conduzidos pelo SIOP e pelo NWTS/COG para tratar o tumor de Wilms mostrou uma melhoria notável da taxa de sobrevivência global de 5 anos de 20% no final da década de 1960 para 90% em ensaios clínicos subsequentes.

Numa análise de 6185 doentes inscritos no NWTS entre 1969 e 1995, a taxa de sobrevivência global foi de 84%. Nos primeiros 5 anos de diagnóstico de 819 doentes inscritos no estudo, 91 doentes morreram durante esse período, 94% dos quais devido ao tumor original. Em 159 doentes que faleceram mais tarde, após 5 anos, as complicações tardias relacionadas com o tratamento e a mortalidade relacionada com o tumor contribuíram igualmente com 39% e 40%, respetivamente [81] . Os doentes com tumores de risco muito baixo (ou seja, doentes com menos de 24 meses de idade com tumores em estádio I de histologia favorável <550 g) têm o melhor prognóstico, com taxas de sobrevivência global a cinco anos ≥98%[82] . Ver a Tabela 2.4 abaixo.

**Tabela 2.4**[63,80] : Taxa de sobrevivência global de 4 anos no tumor de Wilms.

| | Taxa de sobrevivência global (%) | | |
|---|---|---|---|
| Fases | FH | FH com LOH | UH |
| I | 97% | | |
| II | 92% | 91 | 89 |
| III | 87% | 78 | 68 |
| IV | 82% | | |

**FH,** *histologia favorável;* **UH,** histologia desfavorável; **LOH,** *perda de heterozigotia*

### 2.12.2 Recorrência do tumor:

Os doentes com tumor de Wilms de histologia favorável têm um risco de recorrência da doença de 15%; no entanto, a probabilidade de recorrência em doentes com histologia desfavorável é de cerca de 50%[60] . Para os doentes com doença em estádio

III, o risco de recorrência não parece diferir consoante o subtipo de estádio III[83] . Pensa-se que a biopsia aumenta a probabilidade de recidiva local devido à contaminação da cavidade abdominal com células malignas. No entanto, um estudo que investigou este facto mostrou que a biopsia não está claramente associada a uma maior recidiva local[84] . A recidiva da doença ocorre geralmente nos primeiros dois anos de tratamento. Os pulmões são mais frequentemente afectados por recidivas metastáticas[85] . Nos primeiros seis anos após o diagnóstico primário, o risco de desenvolvimento de doença no rim contralateral é de apenas 1%, dos quais 90% ocorrem nos primeiros dois anos ([86,80] ). Um dos factores de risco que coloca a criança em risco de desenvolver a doença no rim contralateral é a presença de resto nefrogénico no primário ([87] ).

Em doentes com tumor recorrente, os seguintes factores de prognóstico estão associados a uma resposta favorável à terapêutica de resgate e a um melhor resultado ( [54,8889] ):

- A recorrência da doença ocorre após um ano do diagnóstico primário.

- Histologia favorável no diagnóstico primário.

- Apresentação em fase inicial.

- Tratada apenas com vincristina e dactinomicina.

- Poucos nódulos pulmonares.

- Não ter recebido anteriormente tratamento de radiação.

## 2.13 Complicações

> .13.1 Antecipado:

Os doentes podem sofrer efeitos adversos durante ou no início dos tratamentos, incluindo a quimioterapia e também complicações relacionadas com a cirurgia, como a obstrução intestinal, a infeção da ferida e a hemorragia (90).

Os sobreviventes correm um maior risco de complicações a longo prazo ([91] ). Os efeitos adversos tardios dependem essencialmente do tipo e da intensidade da terapêutica utilizada para tratar os doentes. Os doentes que são tratados com regimes de quimioterapia agressivos e doses de radiação mais elevadas têm maior probabilidade de sofrer complicações tardias. Estas incluem disfunções do fígado, dos rins, do coração e dos pulmões. Além disso, os doentes correm o risco de desenvolver problemas esqueléticos, infertilidade e malignidade secundária numa fase posterior da vida ([92] ).

> **Comprometimento renal**: Embora a nefrotoxicidade possa ser causada por danos associados à radiação e à quimioterapia, a perda de massa renal resultante da ressecção do tumor é considerada o fator mais significativo de insuficiência renal, particularmente em doentes com tumor de Wilms bilateral ([93,94] ).

> **Cardiotoxicidade**: O risco de desenvolver problemas cardíacos a longo prazo depende da intensidade da dose de doxorrubicina e da sua dose cumulativa utilizada. Num estudo realizado em 97 doentes com tumor de Wilms tratados com doxorrubicina (dose cumulativa média de 303 mg/m2), a ecocardiografia detectou uma evidência de aumento da pós-carga do ventrículo esquerdo em 25%[95] .

> **Hepatotoxicidade:** Podem ser causadas lesões hepáticas por irradiação hepática e agentes quimioterapêuticos (vincristina e dactinomicina) ([96,97] ).

> **Fertilidade** - De um modo geral, não se registam problemas de infertilidade em doentes com tumor de Wilms. No entanto, doses elevadas de radiação abdominal em mulheres podem aumentar o risco de complicações na gravidez, de bebés com baixo peso à nascença e de mortalidade perinatal ([98,99,100] ).

> **Neoplasias malignas** secundárias - Podem desenvolver-se cancros secundários em doentes com tumor de Wilms tratados ([86] ). O grupo NWTS registou 43 casos de neoplasias secundárias, incluindo sarcoma dos tecidos moles e dos ossos, entre 5278

doentes tratados com tumor de Wilms entre 1969 e 1991 ([101] ). O risco global foi estimado em 1,6 por cento aos 15 anos e o risco mais elevado registou-se nos doentes que receberam radioterapia e <u>doxorrubicina</u>. Todos os segundos tumores sólidos notificados ocorreram dentro do campo de radiação e foram detectados numa média de 16,1 anos após a terapia para o tumor de Wilms original ([101] ).

> A radioterapia pode causar outras complicações, como escoliose, atrofia muscular e baixa estatura. As crianças que recebem 10 cinzentos ou mais em idades inferiores a um ano têm um risco mais elevado de desenvolver perturbações do crescimento. A perda de estatura deve-se à extensão recomendada do campo de radiação sobre as vértebras da coluna vertebral (102,103)

## 2.14 Acompanhamento:

As crianças com tumor de Wilms devem ser examinadas regularmente por um médico que esteja familiarizado com a história natural da doença e as complicações da terapêutica. Os cuidados de seguimento incluem a avaliação a longo prazo da recorrência do tumor e das complicações tardias relacionadas com o tratamento ([85] ). As crianças são rotineiramente agendadas para serem vistas quatro semanas após a radioterapia. As crianças com esta doença necessitam de um acompanhamento contínuo através da recolha de um historial completo, da realização de um exame físico e dos estudos imagiológicos necessários, incluindo uma radiografia do tórax e uma ecografia abdominal, alternando com uma TAC do tórax, do abdómen e da pélvis de três em três meses durante 5 anos ([53] ).

## 2.15 Lacuna de investigação

A análise de investigações e relatórios anteriores sobre o tumor de Wilms revelou a existência de uma lacuna na investigação anterior em termos de identificação da taxa de sobrevivência no Médio Oriente. Apesar de o tumor ser comum em todo o mundo, afectando crianças com idade inferior a 15 anos, há poucos estudos realizados no contexto do Médio Oriente. Neste sentido, o presente estudo tenta colmatar esta lacuna.

# CAPÍTULO 3: MATERIAIS E MÉTODOS

Esta investigação é um estudo retrospetivo que avalia o resultado da sobrevivência de doentes com tumor de Wilms num único complexo oncológico em Sulaimani, onde está disponível uma terapia multimodal.

## 3.1 Procedimento de recolha de dados

Foi efectuada uma revisão dos registos de todos os doentes com um diagnóstico patológico de tumor de Wilms com menos de 15 anos de idade entre janeiro de 2007 e janeiro de 2017. A recolha de dados dependeu completamente dos sistemas de registo do Zhianawa Cancer Center (ZCC) e do Hiwa Cancer Hospital (HCH). Foram incluídas neste estudo crianças de outras províncias iraquianas.

Os registos médicos foram revistos em relação a: idade no momento do diagnóstico, sexo, cidade de origem, apresentações clínicas, imagiologia pré-operatória, método de diagnóstico, subtipo patológico, lateralidade da doença, quimioterapia pré-operatória, achados operatórios, radioterapia pós-operatória e resultados da doença.

Os doentes incluídos neste estudo foram estadiados de acordo com o sistema de estadiamento do National Wilms Tumor Study (NWTS) / Children Oncology Group (COG). Neste estudo, os resultados de imagiologia pré-operatória e os relatórios de patologia cirúrgica foram utilizados para definir o estadiamento.

Todas as doentes foram tratadas com tratamentos multimodais, incluindo cirurgia, quimioterapia e/ou radiação. O tratamento das pacientes foi efectuado de acordo com os protocolos NWTS/COG.

Para confirmar o diagnóstico primário do tumor de Wilms e determinar o subtipo histológico exato dos casos referenciados, foi efectuada uma segunda revisão das amostras (amostra de rim e de gânglio linfático), aspiração por agulha fina ou biópsia no laboratório de patologia do Shorish General Hospital.

Os doentes deste estudo, em particular os da província de Sulaimani, foram objeto de vigilância regular após o tratamento, tanto no ZCC como no HCH. Em cada visita, foram observados por um oncologista pediátrico, tendo sido efectuada uma anamnese, um exame físico e análises sanguíneas.

Neste estudo, os doentes foram seguidos durante um período médio de 2,6 anos (variou entre 0,08 e 9,42 anos).

Para efeitos de recolha de dados neste estudo, foram efectuadas várias visitas ao HCH para recolher informações sobre os casos que não estão registados no ZCC, tendo sido também efectuados contactos telefónicos com os familiares dos doentes, pedindo-lhes que se deslocassem ao ZCC para realizar uma nova avaliação clínica e investigações, incluindo estudos imagiológicos do abdómen e do tórax para determinar qualquer recorrência da doença e complicações do tratamento.

O ZCC é o centro terciário de tratamento do cancro por radiação e está situado no bairro de Qirga, em Sulaimani, no Iraque. O ZCC está equipado com duas máquinas de Acelerador Linear (LINAC) e também com uma unidade de braquiterapia. No ZCC, são aplicadas diferentes técnicas de radiação baseadas em TC para a administração de radiação. Desde 2013, o ZCC foi acreditado como centro de ensino do cancro para formação em residência de oncologia por radiação pelo Kurdistan Board for Medical Specialties (KBMS), sendo o único centro que obteve esta acreditação a nível de todo o país. A disponibilidade deste centro na cidade de Sulaimani leva a atrair a maioria dos pacientes de oncologia de outras províncias iraquianas, em especial do grupo etário pediátrico, uma vez que lhes foi dada prioridade ao início do tratamento por radiação o mais cedo possível, independentemente do longo período de espera.

O Hiwa Cancer Hospital (HCH) é um dos maiores hospitais públicos de oncologia do país, onde os doentes são tratados principalmente com quimioterapia e terapia hormonal sob a supervisão de um médico oncologista.

## 3.2 Critérios de inclusão

> Doentes com tumor de Wilms registados e tratados na ZCC e/ou no HCH durante o período de janeiro de 2007 e janeiro de 2017, independentemente da cidade de origem.

> Todos os doentes com Tumor de Wilms com menos de 15 anos de idade na altura

do diagnóstico (a raridade da doença acima deste limite de idade foi considerada na determinação deste critério).

## 3.3 Critérios de exclusão

Doentes com rabdoide, sarcoma de células claras e outros tipos de tumores renais (embora os regimes de tratamento semelhantes aos do tumor de Wilms sejam administrados no seu tratamento, mas patologicamente não são considerados como tumor de Wilms).

## 3.4 Análise de dados

Os dados recolhidos dos 50 doentes deste estudo foram analisados com recurso ao software Statistical Package for Social Science (SPSS) da International Business Machines (IBM) (versão 20.0). O seguimento documentado estava disponível para 48 doentes e os restantes 2 doentes tinham perdido o seguimento. Os resultados de sobrevivência foram analisados pelo método de Kaplan-Meier. A sobrevivência sem eventos (EFS) foi descrita como o tempo decorrido entre o diagnóstico e a recorrência da doença ou a morte por qualquer causa. A sobrevivência global (OS) foi definida como o tempo decorrido desde o diagnóstico até à morte por qualquer causa. A perda de seguimento foi definida como qualquer doente que não aparecesse no seu calendário de seguimento.

Quimioterapia neoadjuvante: É o início da quimioterapia antes da cirurgia para facilitar a ressecção cirúrgica completa com o mínimo de complicações. Neste estudo, foi administrada em casos de tumor de Wilms bilateral e também utilizada em casos de tumores unilaterais de grandes dimensões considerados clinicamente irressecáveis.

RT: foi oferecida no pós-operatório aos doentes diagnosticados como estádio III e IV neste estudo. A radiação foi administrada ao flanco afetado ipsilateral e a todo o abdómen nos casos de metástases peritoneais ou rutura do tumor. Os pulmões bilaterais foram irradiados nos casos de metástases pulmonares. A radiação foi administrada numa base diária com 1,51,8 Gray/dia. A dose total de RT administrada variou entre 10,5 e 21,8 Gray, e o horário foi de 5 dias por semana.

## 3.5  Considerações éticas

Foi pedida autorização ao comité de ética e revisão científica de ambos os centros e ao Kurdistan Board of Medical Specialties. A confidencialidade dos dados dos doentes será assegurada e não haverá qualquer fuga de informação dos doentes.

# CAPÍTULO 4: RESULTADOS

Foram incluídas neste estudo 50 crianças que tinham sido diagnosticadas e tratadas como um caso de tumor de Wilms no nosso complexo oncológico. Os resultados do estudo estão resumidos nas tabelas e figuras seguintes.

**Tabela 4.1** Caraterísticas clínicas das crianças com tumor de Wilms no nosso estudo (n=50).

| Variáveis | Categorias | Frequência(n) | Percentagem (%) |
|---|---|---|---|
| **Género** | Masculino | 21 | 42.0 |
| | Feminino | 29 | 58.0 |
| **Idade Grupos (ano)** | <5 | 33 | 66.0 |
| | ≥5 | 17 | 34.0 |
| **Apresentação de sinais/sintomas** | Inchaço abdominal indolor | 37 | 74.0 |
| | Dor abdominal | 23 | 46.0 |
| | Perda de peso | 21 | 42.0 |
| | Febre | 16 | 32.0 |
| | Urina de cor vermelha | 7 | 14.0 |
| | Náuseas e vómitos | 7 | 14.0 |
| **Fases** | I | 20 | 40 |
| | II | 1 | 2.0 |
| | III | 22 | 44.0 |
| | IV | 3 | 6.0 |
| | V | 4 | 8.0 |

A Tabela 4.1 mostra que a maioria (58%) dos nossos casos era do sexo feminino e 42% do sexo masculino, com

um rácio de homens para mulheres de 1:1,4. Cerca de dois terços (66%) dos nossos doentes tinham menos de 5 anos de idade. O sinal/sintoma de apresentação mais comum foi uma massa abdominal sem quaisquer outros sintomas associados. Os estádios mais frequentes de apresentação foram o estádio I (40%) e o estádio III (44%).

**Tabela 4.2:** Média, mediana, idade mínima e máxima no tumor de Wilms.

| | | Idade do diagnóstico (anos) | | | | |
|---|---|---|---|---|---|---|
| Género | Não. | Mediana | Média | Std. Desvio | Maximum | Mínimo m |
| Masculino | 21 | 2 | 3.26 | 2.56 | 10.1 | 0.7 |
| Feminino | 29 | 2.7 | 3.56 | 2.13 | 9.3 | 1.1 |
| Total | 50 | 2.7 | 3.44 | 2.30 | 10.10 | 0.70 |

A Tabela 4.2 revela as estatísticas descritivas da idade, tanto para os homens como para as mulheres. A idade mediana para a amostra total foi de 2,7 anos, variando entre 0,7 e 10,1 anos. Além disso, os doentes do sexo masculino apresentaram uma idade mediana ligeiramente mais precoce (2 anos) do que os do sexo feminino (2,7 anos).

**Figura 4.1:** Achados histopatológicos

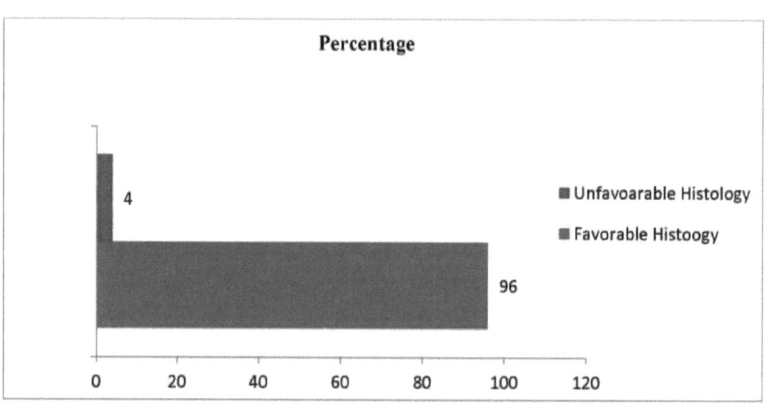


A Figura 4.1 mostra que a histologia favorável foi encontrada em 96% dos doentes neste estudo, enquanto os restantes 4% eram do subtipo desfavorável.

**Tabela 4.3:** Tomografia computorizada pré-operatória, método de diagnóstico e amostragem de LN (n=50)

| Variáveis | Categorias | Frequência(n) | Percentagem (%) |
|---|---|---|---|
| **Tomografia computorizada pré-operatória (tórax, abdómen e pélvis)** | Realizado | 40 | 80 |
| | Não efectuado | 10 | 20 |
| **Métodos de Diagnóstico** | FNA/Biópsia | 17 | 34 |
| | Nefrectomia | 33 | 66 |
| **Regional LymphNode Amostragem** | Realizado | 17 | 34 |
| | Não efectuado | 33 | 66 |

FNA, *aspiração com agulha fina*

A Tabela 4.3 mostra que a TAC pré-operatória foi efectuada em 80% dos doentes. A FNA/Biópsia foi utilizada como método de diagnóstico em 34% dos doentes. Como parte do procedimento cirúrgico durante a nefrectomia, a dissecção de gânglios linfáticos foi efectuada em 34% dos doentes, enquanto os restantes 66% não foram documentados em relatórios patológicos.

**Figure 4.2:** Frequência da lateralidade (n=50)

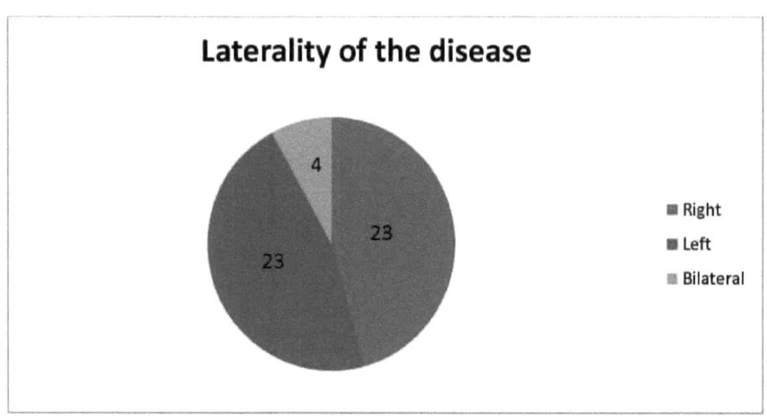


A Tabela 4.2 mostra a lateralidade da doença, dos quais 4 casos eram bilaterais, enquanto os lados direito e esquerdo foram afectados nos restantes 46 doentes (23 casos cada).

**Tabela 4.4:** Quimioterapia neoadjuvante (n=50)

| Quimioterapia neoadjuvante | Frequência (n) | Percentagem (%) |
|---|---|---|
| Sim | 17 | 34.0 |
| Não | 33 | 66.0 |
| **Total** | **50** | **100.0** |

A Tabela 4.4 apresenta a frequência da administração de quimioterapia neoadjuvante, com 34% dos doentes a receberem quimioterapia antes de serem submetidos a nefrectomia.

**Tabela 4.5:** Frequência da radiação utilizada e os locais tratados (n=31)

| Locais irradiados | Dose de radiação (cinzento) | Frequência de locais irradiados (n) | Percentagem (%) |
|---|---|---|---|
| Flanco | 10.8-21.6 | 20 | 64 |
| Abdómen inteiro | 10.5 | 4 | 13 |
| Pulmões bilaterais | 12 | 2 | 6 |

| Flanco e abdómen | 21.3 | 3 | 9 |
| Flanco e pulmões | 10.5 | 2 | 6 |
| **Total** | | **31** | **100.0** |

A Tabela 4.5 apresenta a frequência dos locais que foram irradiados em 31 doentes com tumor de Wilms. O flanco foi irradiado (Dose=10,8-21,6 Gray) em 64% dos doentes, seguido de radiação apenas no abdómen inteiro (10,5Gray) em 23% dos doentes, enquanto os pulmões bilaterais foram irradiados (10,5Gray) em 6% dos doentes para tratamento de doença metastática. 9% dos doentes receberam radiação em todo o abdómen seguida de dose de reforço no flanco afetado. E também 6% dos doentes receberam radiação em ambos os pulmões e flanco.

**Tabela 4.6:** Estadios do tumor de Wilms de acordo com a cidade de origem (n=50)

| Encenação | Cidade de origem(n) | | Total (n) | $P\ (Chi^2)$ |
|---|---|---|---|---|
| | **Sulaimani** | **Não-Sulaimani** | | |
| I-II | 15 | 6 | 21 | 0.045 |
| III-V | 13 | 16 | 29 | |
| Total | 28 | 22 | 50 | |

A Tabela 4.6 mostra os estadios dos doentes com tumor de Wilms num total de 50 casos. Entre os doentes de Sulaimani, 53% estavam nos estadios I e II, enquanto apenas 27% (6 em 22) dos doentes não Sulaimani estavam nos estadios I e II e a restante percentagem estava nos estadios III e V. Além disso, registámos apenas 3 casos de estádio IV, todos eles casos não provenientes de Sulaimani.

**Tabela 4.7:** Resultados de sobrevivência por estádio, subtipos patológicos e idade aquando do diagnóstico (n=48).

| | Vivo | | Morte | | |
|---|---|---|---|---|---|
| | **Frequência** | **Percentagem** | **Frequência** | **Percentagem** | $P$ valor |
| **Grupos de** I-II | 19 | 90.4 | 2 | 9.6 | 0.42 |

| etapas | III V | 22 | 81.5 | 5 | 18.5 | |
|---|---|---|---|---|---|---|
| **Subtipos patológicos** | FH | 41 | 89 | 5 | 11 | 0.0001 |
| | UH | 0 | 0 | 2 | 100 | |
| **Idade (anos)** | <5 | 30 | 85.7 | 5 | 14.3 | |
| | ≥5 | 11 | 85.5 | 2 | 15.5 | 1.00 |
| **Total** | | 41 | 85.4 | 7 | 14.5 | |

**FH,** *histologia favorável,* **UH,** *histologia desfavorável*

A Tabela 4.7 mostra a correlação da mortalidade por estádio, 9,6% dos doentes do grupo em estádio inicial (I-II) morreram, enquanto 18,5% morreram em estádios superiores (III-V), valor de P 0,42. 100% (2 casos) de UH foram a óbito. 14,3% dos doentes com menos de 4 anos morreram, o que não foi estatisticamente significativo em relação à taxa de mortalidade dos doentes com mais de 5 anos.

**Tabela 4.8**: Resultado da sobrevivência para todas as crianças com tumor de Wilms (n=48)

| Variáveis | Categorias | Frequência(n) | Percentagem (%) |
|---|---|---|---|
| **Evento** | Sim | 14 | 29 |
| | Não | 34 | 71 |
| **Morte** | Sim | 7 | 14.5 |
| | Não | 41 | 85.5 |

A Tabela 4.8 apresenta 29% de recidivas num total de 48 casos e os restantes 71% permaneceram em remissão completa. Aproximadamente 15% dos doentes morreram durante o período de seguimento, enquanto a fração de sobrevivência foi de 85%.

**Tabela 4.9**: Resultados de sobrevivência por estádio do tumor de Wilms (n=48)

| Variáveis | Fases | Frequência(n) | Percentagem (%) | Valor P |
|---|---|---|---|---|
| Evento | I-II | 4/21 | 19 | 0.19 |

|       | III-V | 10/27 | 37 |      |
|-------|-------|-------|----|------|
| Morte | I-II  | 2/21  | 10 | 0.42 |
|       | III-V | 5/27  | 19 |      |

A Tabela 4.9 mostra 19% entre os estágios I-II e 37% entre os estágios III-V, e também revela 10% de óbito entre os estágios I-II, enquanto o óbito ocorreu aproximadamente duas vezes mais entre os pacientes com estágio III-V.

**Fig.4.3:** Todas as mortes ocorreram antes dos 3 anos de idade. A sobrevivência prevista de 3+ anos é de 79% com uma probabilidade de 95% de que a sobrevivência da população WT "tratada" se situe entre 60% e 90%

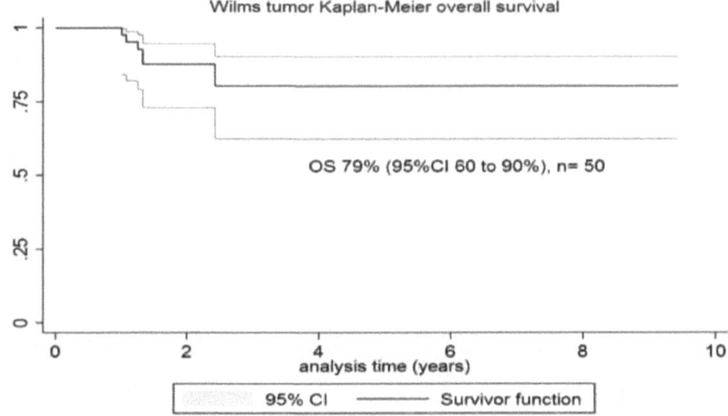


**Fig. 4.4:** Todos os eventos ocorreram antes dos 3 anos de idade. A EFS prevista para 3+ anos é de 61%, com uma probabilidade de 95% de que a EFS da população WT "tratada" se situe entre 42% e 75%.

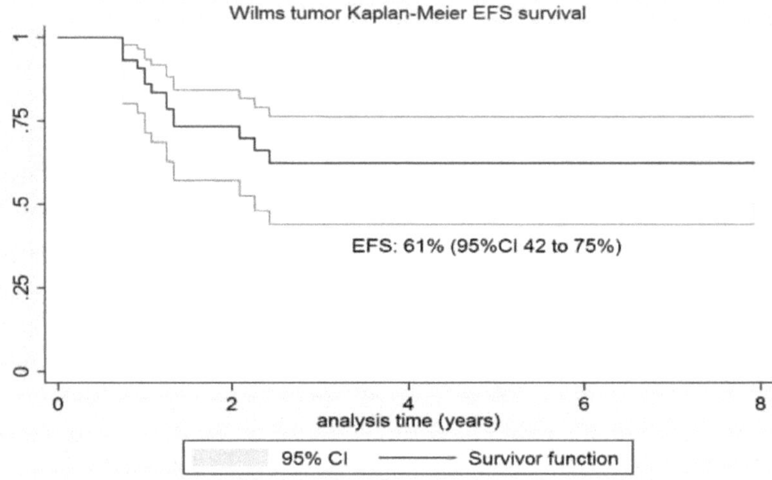



**Fig.4.5:** A sobrevivência global por grupos de estádios combinados 1 & 2 vs 3-5 não é estatisticamente significativa.

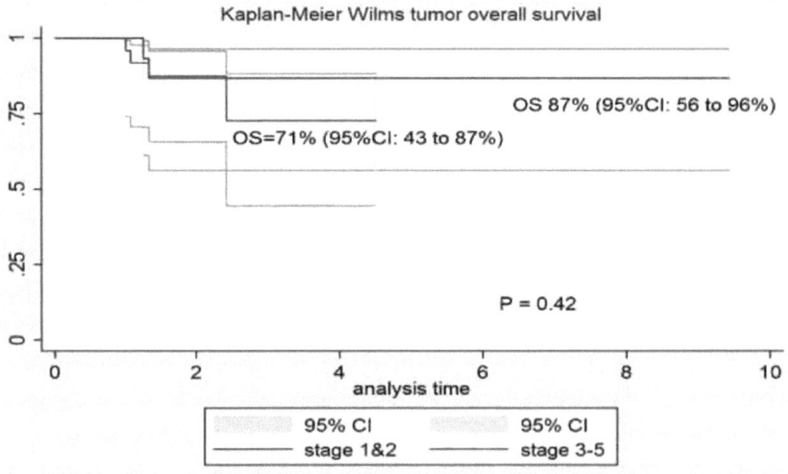



**Fig. 4.6:** Existe uma diferença altamente significativa no SO entre os doentes de Sulaimani e os que foram encaminhados do exterior. No entanto, não é razoável pensar que não haverá mortes futuras nos doentes de Sulaimani.

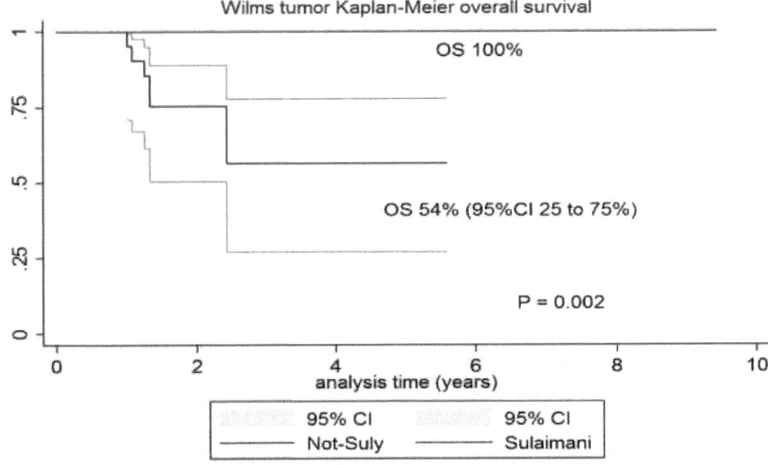


**Fig.4.7:** A diferença em EFS é provavelmente uma estimativa mais razoável das diferenças entre Sulaimani e não-Sulaimani e não é significativa.

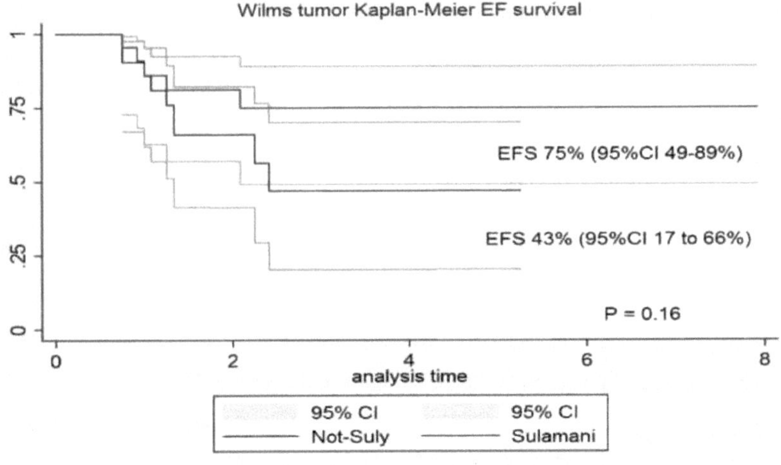

## CAPÍTULO 5: DEBATE

Este estudo tem por objetivo avaliar as caraterísticas clínicas e os resultados de sobrevivência dos tumores de Wilms em centros do complexo oncológico único na região do Curdistão, no Iraque. O objetivo deste estudo é determinar os resultados do tratamento em doentes com tumor de Wilms e compará-los com estudos locais e internacionais anteriores, em particular com os resultados de dois outros estudos locais do Iraque. O primeiro estudo local, realizado em 42 doentes com tumor de Wilms tratados entre 1999 e 2006 no hospital de oncologia pediátrica de Hevi, na cidade de Duhok, revelou uma taxa de sobrevivência livre de eventos a 4 anos e uma taxa de sobrevivência global de 69% e 73,8%, respetivamente ([10 4]). O segundo estudo local foi realizado pelo Children's Welfare Teaching Hospital (CWTH), em Bagdade, onde 90 crianças com tumor de Wilms foram avaliadas quanto aos resultados do tratamento, tendo sido registada uma taxa de sobrevivência global de 51,1%. Estes resultados podem estar relacionados com a indisponibilidade de sistemas de registo oncológico bem estabelecidos, abrangentes e sustentáveis no Iraque (13). No entanto, neste estudo, a curva de Kaplan-Meier para todos os 48 doentes investigados aos 5 anos mostrou 61% de sobrevivência sem eventos (EFS) e 79% de sobrevivência global (OS) (intervalo de confiança de 95% 0,60-0,90).

Considerando os resultados destes dois estudos anteriores como pano de fundo, o presente estudo tenta alcançar os objectivos da investigação. Esperamos que os nossos resultados contribuam para encorajar a realização de mais estudos sobre este tipo de tumores pediátricos. Entre os 50 pacientes analisados, 58% dos pacientes eram do sexo feminino. Nos casos unilaterais, o rácio feminino/masculino foi de 1,3:1. Este valor é comparável ao dos estudos efectuados nos EUA e noutros países desenvolvidos[2] . No entanto, foi ao contrário do que se verificou nos estudos de Duhok e Xangai, ambos com um rácio de mulheres para homens de cerca de 1:1,4 ([104,10 5]). É interessante notar que, neste estudo, o rácio feminino/masculino entre os casos bilaterais (Feminino: Masculino era de 3:1), o que era ainda muito mais elevado do que o encontrado a nível internacional (F:M era de 1,7:1)[2] .

A idade mediana do diagnóstico neste estudo foi de 2,7 anos (intervalo: 0,7-10,1 anos). Este valor está muito próximo da idade mediana de 42 doentes com tumor de Wilms do estudo de Duhok (2,75 anos), no entanto, foi ligeiramente superior à idade mediana (2,25 anos) dos doentes com tumor de Wilms do estudo de Xangai [104,105]. No entanto, foi inferior à idade mediana registada nos EUA, na Europa e em alguns outros países, incluindo a Turquia e a Jordânia (todas eram ≥3 anos) [3,106,107].

Este estudo mostrou que as crianças com idade inferior a 5 anos constituíam dois terços (66%) dos doentes, o que era ligeiramente inferior ao resultado (73%) nos EUA[108] .

A maioria dos doentes era de Sulaimani (56%), enquanto os restantes (44%) pertenciam a outras províncias iraquianas. A existência de um centro de oncologia por radiação (Zhianawa Cancer Center) em Sulaimani é provavelmente uma das muitas razões que atraem doentes de outras cidades iraquianas.

A análise do modo de apresentação do tumor de Wilms neste estudo revelou que o inchaço abdominal era o sintoma de apresentação mais comum (74%), sendo sobretudo sentido pelos pais das crianças afectadas. Os outros sintomas comuns foram os seguintes: dor abdominal (46%), perda de peso (42%), febre (16%), urina de cor vermelha (14%) e náuseas/vómitos (14%). Os nossos resultados são comparáveis às conclusões de outros dois estudos realizados no Egito [109] e no Nepal [110] . Estes estudos também referiram o inchaço abdominal como um sintoma de apresentação em 77% e 67% dos seus doentes com tumor de Wilms, respetivamente.

Relativamente aos subtipos patológicos do WT, 96% dos casos tinham uma histologia favorável, enquanto os restantes 4% tinham uma histologia desfavorável. No entanto, foram registadas percentagens mais elevadas (10%) de subtipos desfavoráveis nos países desenvolvidos[111,37] , e mesmo a percentagem mais elevada (29%) de subtipos de UH registada no estudo de Duhok [104] .

Para além da ecografia abdominopélvica e da radiografia simples do tórax, foi realizada uma TAC pré-operatória do tórax, do abdómen e da pélvis em 80% dos nossos doentes. Atualmente, recomenda-se a realização de uma TAC do tórax e do abdómen, uma vez que existem provas de que algumas pequenas lesões podem ser observadas na TAC e que não foram detectadas pela ecografia e pela radiografia simples[45,46,47,48] .

Neste estudo, a nefrectomia foi efectuada na maioria (66%) dos nossos doentes como método de diagnóstico patológico, seguida de biópsia em (22%) e aspiração por agulha fina (AFN) em 12% dos doentes. De um modo geral, a Sociedade Internacional de Oncologia Pediátrica (SIOP) e o Children Oncology Group (COG) adoptaram duas abordagens diferentes. Ambos os estudos não incentivam a realização de uma PAAF/biópsia, exceto em algumas situações especiais, incluindo o tumor de Wilms bilateral, tumores grandes e extensos não ressecáveis cirurgicamente ou caraterísticas radiológicas atípicas que não se coadunam com o achado de tumor de Wilms[72,112] . De acordo com a NWTS/COG na América do Norte, estabelecida no ano de 2001, recomenda-se a nefrectomia imediata para avaliar a patologia do tumor e o estadiamento mais preciso[45] . No entanto, Spreafico *et al., 2006* [11 3), mostraram que a abordagem de nefrectomia imediata está associada a riscos de rutura ou de derrame elevado do tumor, o que pode exigir radioterapia de flanco para um tumor de estádio III. No entanto, o grupo de investigação SIOP favoreceu a utilização de quimioterapia pré-operatória sem a realização de FNA/Bx para o diagnóstico patológico, a fim de reduzir as complicações do derrame do tumor e da cirurgia aquando da nefrectomia tardia[114] .

Além disso, nos países em desenvolvimento, existem problemas associados à realização de FNA/biópsia, tais como a falta de instalações e recursos para o diagnóstico histopatológico em FNA/biópsia [11 5). Para além disso, os métodos aumentariam o estádio da doença para o estádio III, de acordo com o grupo NWTS, o que exigiria uma quimioterapia mais agressiva, bem como radioterapia, o que causaria mais encargos nas nossas instalações limitadas [50,116 ).

A colheita de amostras de gânglios linfáticos foi efectuada e notificada patologicamente em apenas um terço (34%) dos doentes deste estudo, ao passo que em 66% deles a cirurgia não foi efectuada de todo ou não foi mencionada no relatório patológico. De acordo com a NWTS, a colheita de amostras é considerada um procedimento essencial para determinar o estadiamento e proporcionar um tratamento adequado[117,118] . Embora a dissecção de rotina dos gânglios linfáticos não seja recomendada, os gânglios linfáticos envolvidos ou suspeitos devem ser ressecados. A falha na colheita de amostras de gânglios linfáticos é considerada um dos principais erros técnicos registados na cirurgia do tumor de Wilms. Estudos confirmaram um risco maior de recidivas em crianças que não tiveram o status linfonodal documentado durante a nefrectomia[119] . Neste estudo, não se dispunha de informação adequada para determinar o risco de recorrência devido à não realização da colheita de amostras de gânglios linfáticos.

A análise da lateralidade da doença no nosso estudo mostrou que os rins esquerdo e direito foram igualmente afectados (46% cada) nos casos unilaterais, e 8% foram bilaterais. Este facto está em ligeira concordância com os achados relatados por Schmidt[120] .

Relativamente aos estadios da doença e comparando com o estudo NWTS/COG[121] , tivemos uma percentagem semelhante de estadio I de WT (40% *vs* 40-45%), grande diferença na percentagem de estadio II (2% *vs* 20%), maior percentagem de estadio III (42% *vs* 20-25%) e pequenas diferenças nas percentagens de estadio IV (6% *vs* 10%) e estadio V (8% *vs* 5%).

O atraso na apresentação e no diagnóstico da doença, o aumento do número de casos submetidos a FNA/biópsia como método de diagnóstico patológico e o encaminhamento de grupos de tumores de Wilms em estado avançado por oncologistas responsáveis de outras províncias iraquianas para serem tratados por radiação no centro oncológico de Zhianawa são provavelmente os principais factores que explicam as diferenças de estádio em comparação com o que foi relatado pelo grupo NWTS/COG.

Numa análise mais aprofundada do estadiamento de acordo com a cidade de origem, verificámos que a percentagem de doentes que se apresentavam em fases iniciais (I-II) em doentes de Sulaimani era aproximadamente o dobro da percentagem de doentes de outras províncias iraquianas (53% *vs* 27%) (valor de P=0,045). Este resultado pode dever-se à existência de instalações de oncologia bem estabelecidas em Sulaimani, em comparação com outras províncias iraquianas, o que leva a tratar a doença numa fase inicial, ou à falta de instalações de radiação adequadas noutras províncias iraquianas, pelo que esses doentes são normalmente diagnosticados em fases tardias e encaminhados para o nosso centro de oncologia por radiação.

Os doentes deste estudo foram tratados de acordo com as diretrizes de tratamento da NWST/COG, que recomenda o tratamento do WT através de nefrectomia imediata seguida de terapia adjuvante, exceto em algumas situações especiais, incluindo rim em ferradura, tumor bilateral na apresentação, associações com o trombo na veia cava ou em casos em que os tumores de Wilms possam causar complicações respiratórias[122] . Mas 34% dos doentes receberam quimioterapia neoadjuvante seguida de nefrectomia. Esta estratégia foi utilizada quando os doentes apresentavam um tumor de grandes dimensões irressecável, pelo que o tratamento começou com quimioterapia para reduzir o tamanho do tumor e excisá-lo completamente, com menor possibilidade de complicações relacionadas com a cirurgia.

Como parte das suas diretrizes de tratamento, foi oferecida radiação a 62% dos doentes de todos os 50 casos deste estudo. Os doentes que receberam radiação incluíam casos com histologia favorável no estádio III-V e casos desfavoráveis, independentemente do estádio. Existem provas de que a radiação é uma terapia importante para os doentes com estadio favorável III e IV e com estadio desfavorável. O estudo realizado por Cai *et al.* (2014) mostrou que a taxa de sobrevivência de cinco anos para os doentes com indicação para radiação e que receberam radiação foi de 72%, ao passo que foi de 24% para os doentes que não receberam radiação ([123] ). A radiação tem uma grande importância no tratamento dos tumores de Wilms, mas existem muitas complicações relacionadas com a radiação que devem ser consideradas, incluindo o atraso do crescimento, a perturbação das funções orgânicas e a carcinogénese. A recolha de dados mostrou que 31 doentes foram tratados por radiação. 65% receberam radiação no flanco (10,8 -19,8 Gy), 23% receberam radiação apenas em todo o abdómen (10,5 Gy) e 12% no pulmão bilateral (12 Gy). 9% e 6% das crianças receberam radiação no flanco, para além da radiação em todo o abdómen e nos pulmões, respetivamente.

A análise dos resultados de sobrevivência das crianças diagnosticadas e tratadas com tumor de Wilms neste estudo foi efectuada, o tempo mediano de acompanhamento foi de 2,6 anos (variou entre 0,08-9,42 anos). De um total de 50 pacientes neste estudo, o seguimento foi registado apenas para 48 pacientes, entre os quais 14 pacientes tiveram recorrências, entre os casos recorrentes 7 pacientes morreram. Os restantes 7 casos ainda estão vivos sem evidência da doença. No nosso estudo, tivemos apenas 2 casos desfavoráveis que morreram nos primeiros dois anos após o diagnóstico.

De acordo com a distribuição por estádio, a análise de sobrevivência revelou que a sobrevivência livre de eventos a 4 anos foi de 74% para a doença em estádio inicial (I-II) e de 52% nos casos em estádio tardio (III-V), (valor de $P = 0,19$). 87% e 71% (valor de $P = 0,42$) foram OS nos grupos de estádio inicial e tardio, respetivamente. Embora as diferenças não tenham sido estatisticamente significativas, o número aparentemente mostrou que a doença em fase inicial tinha resultados de sobrevivência elevados. Comparando com o resultado a 4 anos do estudo de Duhok, torna-se claro que temos uma EFV inferior a 4 anos (60% *vs* 69%), mas uma sobrevivência global a 4 anos superior (80% *vs* 73,8%), mas as diferenças entre os dois estudos não foram estatisticamente significativas. No entanto, ambos os estudos mostraram uma maior OS em comparação com a OS (51,1%) relatada por Al-Hadad *et al.*, (2011)[13] (valor de **P** <0,05). Estudos realizados em doentes com histologia favorável pela NWST mostraram uma melhor SG a 4 anos (90-100%) em fases iniciais (I-II) e (8090%) em fases tardias da doença (III-IV)[64,80] . Outro estudo do Irão mostrou uma OS e EFS a 4 anos de 86% e 71%, que também foram superiores aos nossos resultados obtidos[4] , mas não foram estatisticamente significativos (intervalo de confiança de 95% 0,83-0,88).

Numa análise mais aprofundada dos nossos dados por cidade de origem, encontrámos resultados de sobrevivência mais elevados em doentes da província de Sulaimani, em comparação com doentes de outras províncias do Iraque, com uma OS de 4 anos de 100% e 55%, respetivamente (valor de $P$ 0,001), uma vez que todos os eventos de morte ocorreram em doentes de fora da província de Sulaimani. Embora a EFS para os doentes originários de Sulaimani fosse mais elevada (75%) do que a EFS para os doentes das outras províncias iraquianas, mas não era estatisticamente significativa (valor de *P* 0,11), 5 dos 14 doentes com recidivas que ocorreram neste estudo eram de Sulaimani.

A razão subjacente a estas diferenças não foi bem investigada durante este estudo, mas pode estar relacionada com a existência de instalações oncológicas bem estabelecidas em Sulaimani e com a boa comunicação entre todos os médicos envolvidos no seu tratamento ou, como já foi referido, com a diferença na distribuição dos estádios, que mostrou que os doentes de Sulaimani foram diagnosticados em estádios mais precoces da doença do que os doentes de outras províncias iraquianas. Para obter respostas mais precisas a estas diferenças no resultado da sobrevivência, são necessários mais estudos em cooperação com centros de oncologia de outras províncias iraquianas.

Em comparação com estudos efectuados em países desenvolvidos, este estudo revelou resultados de sobrevivência muito inferiores. Como país em desenvolvimento, temos muitos obstáculos, incluindo a falta de instalações e o reduzido número de especialistas em oncologia, mas os nossos resultados mostram uma grande conquista e sucesso na gestão deste tipo de tumor. Apesar disso, precisamos de mais melhorias em muitas áreas para estabelecer um grupo cooperativo para o tratamento de doentes oncológicos, o que seria a principal razão para melhorar os resultados de sobrevivência dos nossos doentes, proporcionando-lhes uma melhor qualidade de vida.

# CAPÍTULO 6: CONCLUSÃO, RECOMENDAÇÕES E LIMITAÇÕES

## 6.1 Conclusões

Sendo um país em desenvolvimento e devastado pela guerra, obtivemos um grande sucesso no tratamento do tumor de Wilms e os nossos resultados melhoraram em comparação com os resultados de estudos locais anteriores. Geralmente, um atraso na apresentação, o diagnóstico em fases mais avançadas em combinação com a falta de instalações para gerir esses doentes, particularmente no campo pediátrico, são factores que explicam os nossos resultados mais baixos em comparação com os países ocidentais.

## 6.2 Recomendações

O tumor de Wilms é um dos tumores que tem um prognóstico muito bom se for tratado corretamente. O tratamento adequado pode ser efectuado através da cooperação entre cirurgiões, oncologistas médicos, oncologistas de radiação, patologistas e radiologistas. Para que isso aconteça, recomendamos os seguintes pontos:

• A criação de uma rede de registos oncológicos sustentável e de fácil acesso, que permita a recolha de dados desde o início do diagnóstico até ao acompanhamento a longo prazo.

• Obter uma investigação completa, incluindo estudos imagiológicos do abdómen e do tórax, antes de iniciar o tratamento.

• A aspiração com agulha fina transperitoneal e a biópsia devem ser evitadas, se for possível efetuar uma nefrectomia no início.

• Um cirurgião responsável deve fornecer um relatório cirúrgico detalhado aos outros membros da equipa que estarão envolvidos no tratamento dos doentes.

## 6.3 Limitações

As limitações do nosso estudo foram o reduzido número de casos incluídos, a curta duração do acompanhamento e o facto de os dados pormenorizados não terem sido introduzidos no sistema hospitalar. Por último, os doentes do presente estudo foram tratados por muitos oncologistas e provenientes de diferentes centros oncológicos de todo o país. Este facto cria dificuldades na obtenção de todas as informações pormenorizadas.

# REFERÊNCIAS

1.   Reinhard H, Furtwangler R, Graf N. Wilms-Tumor-Update 2007. Der Urologe. 2007 Feb;46(2):143-5.

2.   Petruzzi MJ, Green DM. TUMOR DE WILMS. Pediatric Clinics. 1997 Aug;44(4):939-52.

3.   Zugor V, Krot D, Schott GE. Factores de risco para complicações intra e pós-operatórias na cirurgia do tumor de Wilms. Der Urologe. Ausg. A. 2007 Mar;46(3):274-7.

4.   Seyed-Ahadi MM, Khaleghnejad-Tabari A, Mirshemirani A, Sadeghian N, Amonollahi O. Wilms' tumor: a 10 year retrospective study. Arch Iran Med. 2007 Jan;10(1):65-9.

5.   Abu-Ghosh AM, Krailo MD, Goldman SC, Slack RS, Davenport V, Morris E, Laver JH, Reaman GH, Cairo MS. Ifosfamida, carboplatina e etoposídeo em crianças com tumor de Wilms recidivante de baixo risco: um relatório do Children's Cancer Group. Annals of oncology. 2002 Mar;13(3):460-9.

6.   Pastore G, Znaor A, Spreafico F, Graf N, Pritchard-Jones K, Steliarova-Foucher E. Incidência e sobrevivência de tumores renais malignos em crianças europeias (1978-1997): relatório do projeto Automated Childhood Cancer Information System. Revista Europeia do Cancro. 2006 Sep;42(13):2103-14.

7.   Mitchell C, Pritchard-Jones K, Shannon R, Hutton C, Stevens S, Machin D, Imeson J "et al". Immediate nephrectomy versus preoperative chemotherapy in the management of nonmetastatic Wilms' tumor: results of a randomised trial (UKW3) by the UK- Children's Cancer Study Group. Revista Europeia do Cancro. 2006 Oct;42(15):2554-62.

8.   Dome JS, Coppes MJ. Avanços recentes na genética do tumor de Wilms. Opinião atual em pediatria. 2002 Feb;14(1):5-11.

9.   Beckwith JB, Zuppan CE, Browning NG, Moksness J, Breslow NE. Análise histológica da agressividade e capacidade de resposta no tumor de Wilms. Pediatric Blood & Cancer. 1996 Nov;27(5):422-8.

10.   Balaguer GJ, Fernândez NJ, Canete NA, Muro VM, Hernândez MM, Castel SV. Tumores renais em bebés com menos de 1 ano de idade. InAnales de pediatria (Barcelona, Espanha: 2003) 2006 maio; 64 (5): 433-438.

11.   Breslow NE, Beckwith JB. Caraterísticas Epidemiológicas do Tumor de Wilms: Resultados do Estudo Nacional do Tumor de Wilms 2. Jornal do Instituto Nacional do Cancro. 1982 Mar;68(3):429-36.

12. Stones DK, Hadley GP, Wainwright RD, Stefan DC. The impact of ethnicity on Wilms tumor: characteristics and outcome of a South African cohort. Revista internacional de pediatria. 2015 Mar; 2015; 26:92-96.

13. Al-Hadad SA, Al-Jadiry MF, Al-Darraji AF, Al-Saeed RM, Al-Badr SF, Ghali HH. Realidade do cancro pediátrico no Iraque. Jornal de hematologia/oncologia pediátrica. 2011 Oct;33:S154-6.

14. Varan A. Tumor de Wilms em crianças: uma visão geral. Nephron Clinical Practice. 2008;108(2):c83-90.

15. Nicholes KM, Haber DA. Neoplasia Renal. In: Jameson JL. Princípio da Medicina Molecular. Springer, 1998.Ch 71. p.685

16. Birch JM, Breslow N. Epidemiologic features of Wilms tumor (Caraterísticas epidemiológicas do tumor de Wilms). Clínicas de hematologia/oncologia da América do Norte. 1995 Dec;9(6):1157-78.

17. Huff V. Genética do tumor de Wilms. Am J Med Genet. 1998 Oct;79(4):260-7.

18. Scott RH. Síndromes e anomalias cromossómicas constitucionais associadas ao tumor de Wilms. J Med Genet. 2006 Apr;43(9):705-15.

19. Merks JHM, Caron HN, Hennekam RCM. High incidence of malformation syndromes in a series of 1,073 children with cancer. Am J Med Genet A. 2005 Apr;134A(2):132-43.

20. Segers H, Kersseboom R, Alders M, Pieters R, Wagner A, van den Heuvel-Eibrink MM. Frequência das aberrações constitucionais WT1 e 11p15 e correlação fenotípica em doentes com tumor de Wilms na infância. Eur J Cancer. 2012 Nov;48(17):3249-56.

21. Little SE. Frequência e Hereditariedade das Mutações WT1 em Doentes com Tumor de Wilms Não Sindrómico: Um estudo do Grupo de Estudo do Cancro Infantil do Reino Unido. J Clin Oncol. 2004 Sep;22(20):4140- 6.

22. Scott RH, Douglas J, Baskcomb L, Huxter N, Barker K, Hanks S, et al. As anomalias constitucionais 11p15, incluindo mutações hereditárias do centro de imprinting, causam o tumor de Wilms não sindrómico. Nat Genet. 2008 Nov;40(11):1329-34.

23. Alter BP, Rosenberg PS, Brody LC. Caraterísticas clínicas e moleculares associadas a mutações bialélicas em FANCD1/BRCA2. J Med Genet. 2007 Jan;44(1):1-9.

24. Reid S, Schindler D, Hanenberg H, Barker K, Hanks S, Kalb R, et al. Mutações bialélicas em PALB2 causam anemia de Fanconi subtipo FA-N e predispõem ao cancro infantil. Nat Genet. 2007 Feb;39(2):162-4.

25.    Turnbull C, Perdeaux ER, Pernet D, Naranjo A, Renwick A, Seal S, et al. A genome-wide association study identifies susceptibility loci for Wilms' tumor. Nat Genet. 2012 Apr;44(6):681-4.

26.    Breslow NE, Collins AJ, Ritchey ML, Grigoriev YA, Peterson SM, Green DM. End stage renal disease in patients with Wilms' tumor: results from the National Wilms' Tumor Study Group and the United States Renal Data System. J Urol. 2005 Nov;174(5):1972-5.

27.    Macmillan Cancer Suppor.                    Tumor de Wilms em crianças. NHS. 2017.http://www.macmillan.org.uk/cancerinformation/cancertypes/ childrenscancers/typesofchildrenscancers/wilmstumour in children.

28.    Vapiwala N, Shinohara E. Tudo sobre o Tumor de Wilms. Oncolink. 2017. https://www.oncolink.org/cancers/pediatric/information/    wilms-tumor/all-about-wilms-tumor    in children.

29.    Tumor W. Quais são as diferenças entre os cancros em adultos e crianças? 2015. https://www.cancer.org/cancer/wilms-tumor /about/what-is-childhood-cancer.html.

30.    Huff V. Wilms' tumours: about tumour suppressor genes, an oncogene and a chameleon gene. Nature Reviews. Cancer. 2011 Feb;11(2):111.

31.    Scott RH, Stiller CA, Walker L, Rahman N. Síndromes e anomalias cromossómicas constitucionais associadas ao tumor de Wilms. Journal of medical genetics. 2006 Sep 1;43(9):705-15.

32.    Rivera MN, Haber DA. Wilms' tumor: connecting tumorigenesis and organ development in the kidney. Nat Rev Cancer. 2005 Sep;5(9):699-712.

33.    Beckwith JB, Kiviat NB, Bonadio JF. Restos nefrogénicos, nefroblastomatose e a patogénese do tumor de Wilms. Pediatr Pathol. 1990;10(1-2):1-36.

34.    Breslow N, Olshan A, Beckwith JB, Green DM. Epidemiologia do tumor de Wilms. Med Pediatr Oncol. 1993;21(3):172-81.

35.    Breslow NE, Beckwith JB, Perlman EJ, Reeve AE. Distribuições etárias, pesos à nascença, restos nefrogénicos e heterogeneidade na patogénese do tumor de Wilms. Pediatr Blood Cancer. 2006 Sep;47(3):260-7.

36.    Fernandez C, Geller JI, Ehrlich PF, et al. Tumores renais. In: Principles and Practice of Pediatric Oncology, 6ª ed, Lippincott Williams & Wilkins, St. Louis 2011. p.861.

37.    Perlman EJ. Pediatric renal tumors: practical updates for the pathologist (Tumores renais pediátricos: actualizações práticas para o patologista). Pediatric and Developmental Pathology. 2005

Jun 1;8(3):320-38.

38.    Vujanic GM, Sandstedt B, Harms D, Kelsey A, Leuschner I, de Kraker J, et al. Revisão da classificação de trabalho da Sociedade Internacional de Oncologia Pediátrica (SIOP) para os tumores renais da infância. Med Pediatr Oncol. 2002 Feb;38(2):79-82.

39.    Halperin EC, Constine LS, Tarbell NJ, Kun LE. Tumor de Wilms. Oncologia de radiação pediátrica. Lippincott Williams & Wilkins; 2012 Mar 28:p.257-288.

40.    Zuppan CW, Beckwith JB, Luckey DW. Anaplasia no tumor de Wilms unilateral: um relatório do centro de patologia do National Wilms' Tumor Study. Human pathology. 1988 Oct 1;19(10):1199-209.

41.    Ganguly A, Gribble J, Tune B, Kempson RL, Luetscher JA. Tumor de Wilms secretor de renina com hipertensão grave. Ann Intern Med. 1973 Dec;79(6):835-7.

42.    Szychot E, Brodkiewicz A, Pritchard-Jones K. Review of Current Approaches to the Management of Wilms' Tumor (Revisão das abordagens actuais para o tratamento do tumor de Wilms). Revista Internacional de Revisões Clínicas. 2012 Oct. 2012;18(3): 65-75.

43.    Davidoff AM. Tumor de Wilms. Adv Pediatr. 2012;59(1):247-67.

44.    Fuchs J, Szavay P, Luithle T, Furtwangler R, Graf N. Surgical implications for liver metastases in nephroblastoma--data from the SIOP/GPOH study. Surg Oncol. 2008 Jul;17(1):33-40.

45.    Davidoff AM. Tumor de Wilms. Curr Opin Pediatr. 2009 Jun;21(3):357-64.

46.    Ko EY, Ritchey ML. Gestão atual do tumor de Wilms em crianças. J Pediatr Urol. 2009 Feb;5(1):56-65.

47.    McDonald K, Sebire NJ, Anderson J, Olsen OE. Patterns of shift in ADC distributions in abdominal tumours during chemotherapy-feasibility study (Padrões de mudança nas distribuições de ADC em tumores abdominais durante o estudo de viabilidade da quimioterapia). Pediatr Radiol. 2011 Jan;41(1):99-106.

48.    Pritchard-Jones K, Moroz V, Vujanic G, Powis M, Walker J, Messahel B, et al. Treatment and outcome of Wilms' tumour patients: an analysis of all cases registered in the UKW3 trial. Ann Oncol Off J Eur Soc Med Oncol. 2012 Sep;23(9):2457-63.

49.    John A. Kalapurakal e Jeffrey S. Dome.Tumor de Wilms. In: Gunderson LL. Clinical radiation oncology. Elsevier Health Sciences; 2015. pp. 1422-1432.

50.    Sidebotham E. Abdominal and pelvic tumours in children (Tumores abdominais e pélvicos em crianças). Surgery (Oxford). 2016

31 de maio;34(5):250-7.

51. Chintagumpala M., Presentation, diagnosis, and staging of Wilms tumor,https://www.uptodate.com/contents/presentation-diagnosis-and-staging-of-wilms-tumor(acedido em 20 de julho de 2017).

52. Jayabose S, Iqbal K, Newman L, Filippo JA, Davidian MM, Noto R, Sagel I. Hipercalcemia na infância

53. Paulino AC. Tumor de Wilms e Outros Tumores Renais da Infância. In: Luther. W. Brady. Decision Making in Radiation Oncology. Berlin: Springer; 2011. p.1089-1104.

54. Metzger ML, Dome JS. Terapia atual para o tumor de Wilms. The oncologist. 2005 Nov;10(10):815-26.

55. D'Angio GJ. Tratamento pré ou pós-operatório para o tumor de sWilms? quem, o quê, quando, onde, como, porquê e qual. Pediatric Blood & Cancer. 2003 Dec 1;41(6):545-9.

56. Green DM. O tratamento do tumor de Wilms de histologia favorável nos estádios I-IV. J Clin Oncol. 2004 Apr;22(8):1366-72.

57. Montgomery BT, Kelalis PP, Blute ML, Bergstralh EJ, Beckwith JB, Norkool P, et al. Extended followup of bilateral Wilms' tumor: results of the National Wilms' Tumor Study. J Urol. 1991 Aug;146(2) ( Pt 2):514-8.

58. Paulino AC, Wilimas J, Marina N, Jones D, Kumar M, Greenwald C, et al. Local control in synchronous bilateral Wilms' tumor. Int J Radiat Oncol Biol Phys. 1996 Oct;36(3):541-8.

59. Paulino AC, Thakkar B, Henderson WG. Tumor de Wilms bilateral metacrónico: a importância do intervalo de tempo para o desenvolvimento de um segundo tumor. Cancer. 1998 Jan;82(2):415-20.

60. Dome JS, Cotton CA, Perlman EJ, Breslow NE, Kalapurakal JA, Ritchey ML, et al. Treatment of anaplastic histology Wilms' tumor: results from the fifth National Wilms' Tumor Study. J Clin Oncol. 2006 May;24(15):2352-8.

61. Grundy PE, Breslow NE, Li S, Perlman E, Beckwith JB, Ritchey ML, et al. A perda de heterozigotia para os cromossomas 1p e 16q é um fator de prognóstico adverso no tumor de Wilms de histologia favorável: um relatório do National Wilms' Tumor Study Group. J Clin Oncol. 2005 Oct;23(29):7312-21.

62. Green DM, Cotton CA, Malogolowkin M, Breslow NE, Perlman E, Miser J, et al. Tratamento do tumor de Wilms que recidiva após tratamento inicial com vincristina e actinomicina

D: um relatório do Grupo Nacional de Estudo do Tumor de Wilms. Pediatr Blood Cancer. 2007 May;48(5):493-9.

63. Malogolowkin M, Cotton CA, Green DM, Breslow NE, Perlman E, Miser J, et al. Tratamento do tumor de Wilms que recidiva após tratamento inicial com vincristina, actinomicina D e doxorrubicina. Um relatório do National Wilms' Tumor Study Group. Pediatr Blood Cancer. 2008 Feb;50(2):236-41.

64. Wright K, Green D, Daw N. Late Effects of Treatment for Wilms' Tumor (Efeitos tardios do tratamento do tumor de Wilms). Pediatr Hematol Oncol. 2009;26(6):407-13. .

65. Breslow N, Churchill G, Beckwith JB, Fernbach DJ, Otherson HB, Tefft M, D'Angio GJ. Prognosis for Wilms' tumor patients with nonmetastatic disease at diagnosis-results of the second National Wilms' Tumor Study. Journal of Clinical Oncology. 1985 Abr;3(4):521-31.

66. Breslow N, Sharples K, Beckwith JB, Takashima J, Kelalis PP, Green DM, D'Angio GJ. Factores de prognóstico no tumor de Wilms não metastático e de histologia favorável. Resultados do Terceiro Estudo Nacional do Tumor de Wilms. Cancer. 1991 Dec 1;68(11):2345-53.

67. Fuchs J, Kienecker K, Furtwangler R, Warmann SW, Bürger D, Thürhoff JW, et al. Aspectos cirúrgicos no tratamento de pacientes com tumor de Wilms unilateral: um relatório da SIOP 93-01/Sociedade Alemã de Oncologia Pediátrica e Hematologia. Ann Surg. 2009 Apr;249(4):666-71.

68. Godzrnski J, Weirich A, Tournade MF, Gauthier F, Buerger D, Moorman-Voestermans CG, et al. Nefrectomia primária de emergência: um acontecimento raro no International Society of Paediatric Oncology Nephroblastoma Trial and Study no. 9. Eur J Pediatr Surg. 2001 Feb;11(1):36-9.

69. Spreafico F, Bellani FF. Tumor de Wilms: passado, presente e (possivelmente) futuro. Expert Rev Anticancer Ther. 2006 Feb;6(2):249-58.

70. Israëls T, Molyneux EM, Caron HN, Jamali M, Banda K, Bras H, et al. A quimioterapia pré-operatória para doentes com tumor de Wilms no Malawi é viável e eficaz. Pediatr Blood Cancer. 2009 Oct;53(4):584-9.

71. Israels T, Moreira C, Scanlan T, Molyneux L, Kampondeni S, Hesseling P, et al. SIOP PODC: diretrizes clínicas para a gestão de crianças com tumor de Wilms num contexto de baixos rendimentos. Pediatr Blood Cancer. 2013 Jan;60(1):5-11.

72. Scott RH, Walker L, Olsen 0E, Levitt G, Kenney I, Maher E, et al. Surveillance for Wilms' tumour in at-risk children: pragmatic recommendations for best practice. Arch Dis Child. 2006 Dec;91(12):995-9.

73. Chu A, Heck JE, Ribeiro KB, Brennan P, Boffetta P, Buffler P, et al. Tumor de Wilms: uma

revisão sistemática dos factores de risco e meta-análise. Paediatr Perinat Epidemiol. 2010 Sep;24(5):449-69.

74.    D'angio GJ, Tefft M, Breslow N, Meyer JA. Radioterapia do tumor de Wilms: Resultados de acordo com a dose, campo, tempo pós-operatório e histologia. International Journal of Radiation Oncology* Biology* Physics. 1978 Sep 1;4(9-10):769-80.

75.    Thomas PR, Tefft M, Farewell VT, Norkool P, Storer B, D'Angio GJ. Recaídas abdominais em doentes irradiados do segundo Estudo Nacional do Tumor de Wilms. Journal of Clinical Oncology. 1984 Oct;2(10):1098-101.

76.    Thomas PR, Tefft M, Compaan PJ, Norkool P, Breslow NE, D'Angio GJ. Resultados de duas aleatorizações de radioterapia no terceiro Estudo Nacional do Tumor de Wilms. Cancer. 1991 Oct;68(8):1703-7.

77.    Kalapurakal JA, Li SM, Breslow NE, Beckwith JB, Macklis R, Thomas PR "et al.". Influência do atraso da radioterapia na recorrência do tumor abdominal em pacientes com histologia favorável do tumor de Wilms tratados no NWTS-3 e NWTS-4: um relatório do National Wilms' Tumor Study Group. International Journal of Radiation Oncology* Biology* Physics. 2003 Oct;57(2):495-9).

78.    Ritchey ML, Green DM, Thomas PR, Smith GR, Haase G, Shochat S, et al. Renal failure in Wilms' tumor patients: a report from the National Wilms' Tumor Study Group. Med Pediatr Oncol. 1996 Feb;26(2):75-80.

79.    Wu H-Y, Snyder HM, D'Angio GJ. Tratamento do tumor de Wilms. Curr Opin Urol. 2005 Jul;15(4):273-6.

80.    D'angio GJ, Breslow N, Beckwith JB, Evans A, Baum E, Delorimier A, Fernbach D, Hrabovsky E, Jones B, Kelalis P, Othersen HB. Tratamento do tumor de Wilms. Resultados do terceiro estudo nacional sobre o tumor de Wilms. Cancer. 1989 Jul;64(2):349-60.

81.    Cotton CA, Peterson S, Norkool PA, Takashima J, Grigoriev Y, Green DM, Breslow NE. Early and late mortality after diagnosis of Wilms tumor (Mortalidade precoce e tardia após o diagnóstico de tumor de Wilms). Journal of Clinical Oncology. 2009 Jan ;27(8):1304-9.

82.    Shamberger RC, Anderson JR, Breslow NE, Perlman EJ, Beckwith JB, Ritchey ML, Haase GM, Donaldson M, Grundy PE, Weetman R, Coppes MJ. Long-term outcomes of infants with very low risk Wilms tumor treated with surgery alone on National Wilms Tumor Study-5. Annals of surgery. 2010 Mar;251(3):555.

83.    Ehrlich PF, Anderson JR, Ritchey ML, Dome JS, Green DM, Grundy PE, Perlman EJ, Kalapurakal JA, Breslow NE, Shamberger RC. Achados clinicopatológicos preditivos de recidiva em

crianças com tumor de Wilms de histologia favorável em estágio III. Journal of Clinical Oncology. 2013 Feb;31(9):1196-201.

84.    Irtan S, Jitlal M, Bate J, Powis M, Vujanic G, Kelsey A, Walker J "et al.", da Children RT. Risk factors for local recurrence in Wilms tumour and the potential influence of biopsy-The United Kingdom experience (Factores de risco para a recorrência local no tumor de Wilms e a potencial influência da biopsia - a experiência do Reino Unido). European Journal of Cancer. 2015 Jan;51(2):225- 32.

85.    ChintagumpalaM          .,              treatment-and-prognosis-of-wilms-tumor, https://www.uptodate.com/contents/treatment-and-prognosis-of-wilms-tumor (acedido em 20 de julho de 2017).

86.    Green DM, Breslow NE, Beckwith JB, Finklestein JZ, Grundy P, Thomas PR, Kim T, Shochat S, Haase G, Ritchey M, Kelalis P. Effect of duration of treatment on treatment outcome and cost of treatment for Wilms' tumor: a report from the National Wilms' Tumor Study Group. Journal of Clinical Oncology. 1998 Dec;16(12):3744-51.

87.    Coppes MJ, Arnold M, Beckwith JB, Ritchey ML, D'Angio GJ, Green DM, Breslow NE. Factores que afectam o risco de desenvolvimento do tumor de Wilms contralateral. Cancer. 1999 Apr;85(7):1616-25.

88.    Dome JS, Liu T, Krasin M, Lott L, Shearer P, Daw NC, Billups CA, Wilimas JA. Jude Children's Research Hospital. Journal of pediatric hematology/oncology. 2002 Mar;24(3):192-8,

89.    Grundy P, Breslow N, Green DM, Sharples K, Evans A, D'Angio GJ. Factores de prognóstico para crianças com tumor de Wilms recorrente: resultados do Segundo e Terceiro Estudo Nacional do Tumor de Wilms. Journal of Clinical Oncology. 1989 May;7(5):638-47.

90.    Ritchey ML, Shamberger RC, Haase G, Horwitz J, Bergemann T, Breslow NE. Surgical complications after primary nephrectomy for Wilms' tumor: report from the National Wilms' Tumor Study Group. Journal of the American College of Surgeons. 2001 Jan;192(1):63-8.

91.    Termuhlen AM, Tersak JM, Liu Q, Yasui Y, Stovall M "et al. "Twenty-five year follow-up of childhood Wilms tumor: Um relatório do Childhood Cancer Survivor Study. Pediatric blood & cancer. 2011 Dec;57(7):1210-6.

92.    Van Dijk IW, Oldenburger F, Cardous-Ubbink MC, Geenen MM, Heinen RC "et al.". Avaliação de eventos adversos tardios em sobreviventes de longo prazo do tumor de Wilms. Jornal Internacional de Oncologia de Radiação* Biologia* Física. 2010 Oct;78(2):370-8.

93.    Montgomery BT, Kelalis PP, Blute ML, Bergstralh EJ, Beckwith JB, Norkool P, Green DM,

D' Angio GJ. Extended followup of bilateral Wilms tumor: results of the National Wilms Tumor Study. The Journal of urology. 1991 Aug;146(2):514-8.

94.	Ritchey ML, Green DM, Thomas PR, Smith GR, Haase G, Shochat S, Moksness J, Breslow NE. Insuficiência renal em doentes com tumor de Wilms: um relatório do National Wilms' Tumor Study Group. Pediatric Blood & Cancer. 1996 Feb;26(2):75-80.

95.	Sorensen K, Levitt G, Sebag-Montefiore D, Bull C, Sullivan I. Cardiac function in Wilms' tumor survivors (Função cardíaca em sobreviventes do tumor de Wilms). Journal of Clinical Oncology. 1995 Jul;13(7):1546-56.

96.	Tefft M, Mitus A, Das L, Vawter GF, Filler RM. Irradiation of the liver in children: review of experience in the acute and chronic phases, and in the intact normal and partially resected. American Journal of Roentgenology. 1970 Feb;108(2):365-85.

97.	Green DM, Norkool P, Breslow NE, Finklestein JZ, D'Angio GJ. Toxicidade hepática grave após tratamento com vincristina e dactinomicina utilizando esquemas de dose única ou de dose dividida: um relatório do National Wilms' Tumor Study. Journal of Clinical Oncology. 1990 Sep;8(9):1525-30.

98.	Green DM, Peabody EM, Nan B, Peterson S, Kalapurakal JA, Breslow NE. Resultado da gravidez após o tratamento do tumor de Wilms: um relatório do National Wilms Tumor Study Group. Journal of Clinical Oncology. 2002 May;20(10):2506-13.

99.	Byrne J, Mulvihill JJ, Connelly RR, Austin DA, Holmes GE, Holmes FF, Latourette HB, Meigs JW, Strong LC, Myers MH. Problemas reprodutivos e defeitos congénitos em sobreviventes do tumor de Wilms e seus familiares. Pediatric Blood & Cancer. 1988 Jan;16(4):233-40.

100.	Kalapurakal JA, Peterson S, Peabody EM, Thomas PR, Green DM, D'angio GJ, Breslow NE. Pregnancy outcomes after abdominal irradiation that included or excluded the pelvis in childhood Wilms tumor survivors: a report from the National Wilms Tumor Study. International Journal of Radiation Oncology* Biology* Physics. 2004 Apr;58(5):1364-8.

101.	Breslow NE, Takashima JR, Whitton JA, Moksness J, D'Angio GJ, Green DM. Second malignant neoplasms following treatment for Wilm's tumor: a report from the National Wilms' Tumor Study Group. Journal of Clinical Oncology. 1995 Aug;13(8):1851-9.

102.	Paulino AC, Wen BC, Brown CK, Tannous R, Mayr NA, Zhen WK, Weidner GJ, Hussey DH. Late effects in children treated with radiation therapy for Wilms' tumor (Efeitos tardios em crianças tratadas com radioterapia para o tumor de Wilms). International Journal of Radiation Oncology* Biology* Physics. 2000 Mar;46(5):1239-46.

103. Hogeboom CJ, Grosser SC, Guthrie KA, Thomas PR, D'Angio GJ, Breslow NE. Perda de estatura após tratamento para tumor de Wilms. Pediatric Blood & Cancer. 2001 Feb;36(2): 295304.

104. Abdurrahman KN, Aldabbagh MH. Resultados de crianças com tumor de Wilms na cidade de Duhok, Curdistão

105. Pan C, Cai JY, Xu M, Ye QD, Zhou M, Yin MZ, Zhong YM, Chen J, Shen SH, Tang JY. Tumor renal em países em desenvolvimento: 142 casos de uma única instituição em Xangai, China. Jornal Mundial de Pediatria. 2015 Nov;11(4):326-30.

106. Yildiz I, Yüksel L, Ozkan A, Apak H, Celkan T, Danismend N, Büyükünal C, Soylet Y, Sarimurat N, Dervisoglu S, Aksoy F. Multidisciplinary approach to Wilms' tumor: 18 years of experience. Revista japonesa de oncologia clínica. 2000 Jan;30(1):17-20.

107. Haddadin I, Hazza I. Experiência com o tumor de Wilms no Centro Médico Rei Hussein. Saudi Journal of Kidney Diseases and Transplantation. 2000 Jan;11(1):35.

108. Ries LAG, Smith MA, Gurney JG, Linet M, Tamra T, Young JL, Bunin GR (eds). Cancer Incidence and Survival among Children and Adolescents: United States SEER Program 1975-1995, Instituto Nacional do Cancro, Programa SEER. NIH Pub. No. 99-4649. Bethesda, MD, 1999.

109. Naguib SF, El Haddad AL, El Badawy SA, ZAGHLOUL AS. Abordagem multidisciplinar do tumor de wilms: um estudo analítico retrospetivo de 53 pacientes. J Egypt Natl Canc Inst. 2008 Dec;20(4):410-23.

110. Sah KP, Rai GK, Shrestha PN, Shrestha A. Tumor de Wilm: dez anos de experiência no Kanti Children's Hospital. Jornal da Sociedade Pediátrica do Nepal. 2010;30(2):85-9.

111. Faria P, Beckwith JB, Mishra K, Zuppan C, Weeks DA, Breslow N, Green DM. Focal versus diffuse anaplasia in Wilms tumor-new definitions with prognostic significance: a report from the National Wilms Tumor Study Group. The American journal of surgical pathology. 1996 Aug;20(8):909-20.

112. Stiller CA, Allen MB, Eatock EM. Childhood cancer in Britain: the National Registry of Childhood Tumours and incidence rates 1978-1987 (Cancro infantil na Grã-Bretanha: o registo nacional de tumores infantis e taxas de incidência 1978-1987). European Journal of Cancer. 1995 Nov;31(12):2028-34.

113. Spreafico F, Bellani FF. Tumor de Wilms: passado, presente e (possivelmente) futuro. Expert Rev Anticancer Ther. 2006 Feb;6(2):249-58.

114. Pritchard-Jones K. Controversies and advances in the management of Wilms' tumour (Controvérsias e avanços no tratamento do tumor de Wilms). Archives of disease in childhood. 2002

Sep ;87(3):241-4.

115.  Bhatnagar S. Management of Wilms' tumor: NWTS vs SIOP. Jornal da Associação Indiana de Cirurgiões Pediátricos. 2009 Jan;14(1):6.

116.  Szychot E, Apps J, Pritchard-Jones K. Wilms' tumor: biology, diagnosis and treatment (Tumor de Wilms: biologia, diagnóstico e tratamento). Translationalpediatrics. 2014 Jan;3(1):12.

117.  Shamberger RC, Guthrie KA, Ritchey ML, Haase GM, Takashima J, Beckwith JB et al. Factores relacionados com a cirurgia e recorrência local do tumor de Wilms no National Wilms Tumor Study 4. Annals of surgery. 1999 Feb;229(2):292.

118.  Ehrlich PF, Ritchey ML, Hamilton TE, Haase GM, Ou S, Breslow N, Grundy P, et al. Avaliação da qualidade do tumor de Wilms: um relatório do National Wilms' Tumor Study-5. Journal of pediatric surgery. 2005 Jan;40(1):208-13.

119.  Ehrlich PF. Tumor de Wilms: progressos e considerações para o cirurgião. Surgical oncology. 2007 Nov;16(3):p.165.

120.  Schmidt D. Nefroblastomas (tumores de Wilms) e variações especiais de nefroblastomas. Veroffentlichungen aus der Pathologie. 1989;133:1-74.

121.  Childrenoncologygroup  .  howiswilmstumor staged.https://www.cancer.org/cancer/wilms-tumor/detection-diagnosis- staging/staging.html.

122.  Shamberger RC. Tumores renais pediátricos. Seminários em oncologia cirúrgica. 1999 Mar; 16 (2): 105-120.

123.  Cai J, Pan C, Lu Q, Yan J, Ju X, Ma F, Zhu Y, Liu Q, Sun L, Jiang L, Cao L. Tumor renal infantil: um relatório de um grupo chinês de cancro infantil. BioMed research international. Volume 2014  (2014),  Artigo894341  ,  7 páginas. http://dx.doi.org/10.1155/2014/894341.

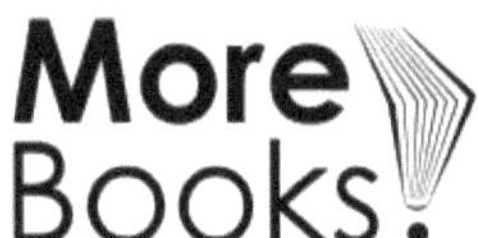
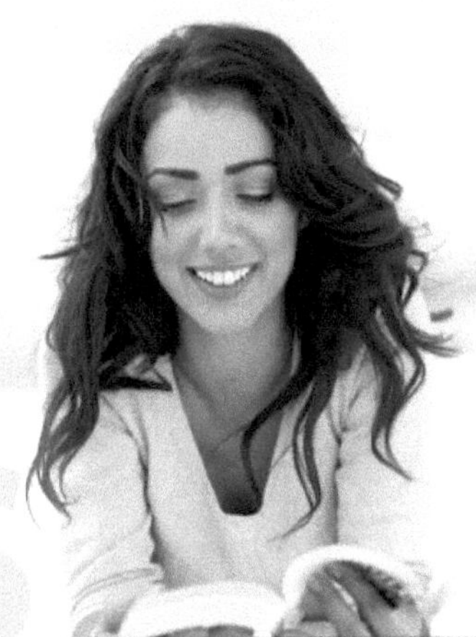

# I want morebooks!

Buy your books fast and straightforward online - at one of world's fastest growing online book stores! Environmentally sound due to Print-on-Demand technologies.

Buy your books online at
## www.morebooks.shop

Compre os seus livros mais rápido e diretamente na internet, em uma das livrarias on-line com o maior crescimento no mundo! Produção que protege o meio ambiente através das tecnologias de impressão sob demanda.

Compre os seus livros on-line em
## www.morebooks.shop

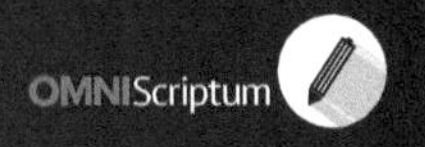

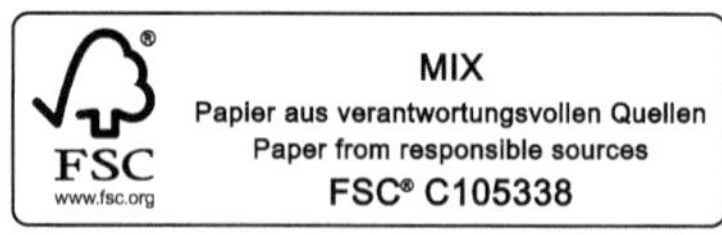


Printed by Books on Demand GmbH, Norderstedt / Germany